上海交通大学医学院教材建设基金资助项目

Body Palpation and Surface Anatomy

人体触诊检查与体表解剖学

主　审　蔡郑东

主　编　赵庆华

副主编　李吉鹏　贺　明　朱　巍

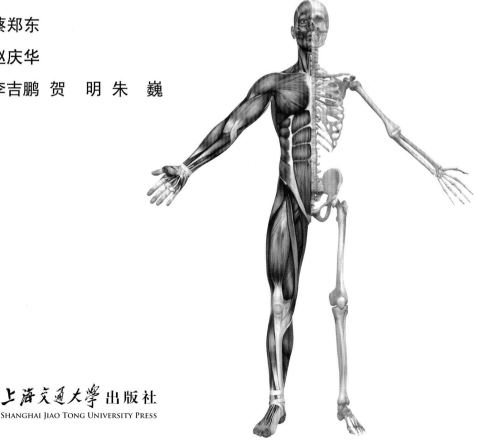

上海交通大学出版社

SHANGHAI JIAO TONG UNIVERSITY PRESS

内容提要

　　本书作者根据多年临床工作经验,参考国内外临床诊疗与体表解剖学论著,结合我国临床触诊检查与体表解剖学教学现状,从解剖学基础、操作要点、临床应用等诸多方面详尽阐述了触诊技术。全书分为 7 章,分别为绪论、肩部、肘部、手部、髋部和腹股沟区、膝关节、足部,根据人体结构,自上而下地介绍了相关部位的触诊技巧,同时从体表解剖学的角度对触诊要点、适应证、诊疗原则等方面进行了阐述。

　　本书图文并茂,适合广大医务工作人员及医学生使用。

图书在版编目(CIP)数据

人体触诊检查与体表解剖学/赵庆华主编.—上海:上海交通大学出版社,2019
ISBN 978-7-313-15550-4

Ⅰ.①人… Ⅱ.①赵… Ⅲ.①触诊-诊断学②触诊-人体解剖学
Ⅳ.①R443②R322

中国版本图书馆 CIP 数据核字(2016)第 179126 号

人体触诊检查与体表解剖学

主　　编:赵庆华
出版发行:上海交通大学出版社　　　　　　　　　地　　址:上海市番禺路 951 号
邮政编码:200030　　　　　　　　　　　　　　　电　　话:021-64071208
印　　制:上海锦佳印刷有限公司　　　　　　　　经　　销:全国新华书店
开　　本:889mm×1194mm　1/16　　　　　　　印　　张:9.25
字　　数:241 千字
版　　次:2019 年 2 月第 1 版　　　　　　　　　印　　次:2019 年 2 月第 1 次印刷
书　　号:ISBN 978-7-313-15550-4/R
定　　价:198.00 元

编委会名单

主　审　蔡郑东

主　编　赵庆华

副主编　李吉鹏　贺　明　朱　巍

编　者（按姓氏笔画排序）

曹小欢　丁艾佳　邓国英　代娟娟　付　迪

傅晓岚　郭伟鸿　高　翔　何凤洁　黄海燕

黄　凯　江明杰　蒋文彬　刘　波　李　博

李　凯　李庆宾　李沂玮　林龙帅　林嘉琛

麻　彬　沈雷夫　单　治　王　川　王宏杰

王韩影　王　蕾　王巧红　王世革　王　震

吴玉杰　吴振凯　许萍萍　谢霄月　尹华斌

周承豪　张　琳　张永兴

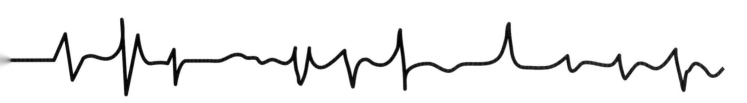

序　言

在临床工作中,触诊检查是明确病情过程的重要环节之一,如何在特定的治疗环境中,通过规范而高效的触诊,快速准确地把握阳性体征,及时了解患者的病情变化,是非常重要的。触诊方法的不准确或者失误,将会使患者失去对医生的信任,不配合相关的诊疗工作,进而影响整个诊疗过程和医患关系。但是,我们在临床带教工作中,往往发现一种现象:年轻的医务工作者特别是医学生,尽管基础理论知识比较扎实,但是在接触患者的时候,由于缺少对直观人体体表结构和触诊方法的把握,容易产生紧张情绪,从而影响了查体的准确性与高效性,使患者无法建立起对医生的充分信任,妨碍了与患者健康相关的有价值病史资料的搜集与获取。因此,如何指导医学生们运用触诊技术,仔细检查患者的体表结构与一系列体征变化,并对患者的病情演变进行持续观察,显得尤其重要。如何将临床触诊查体与解剖学知识有机地结合在一起,是广大医学工作者所面临的挑战和问题。

我的学生——上海交通大学附属第一人民医院骨科赵庆华教授在长期的临床教学与实践工作中,积累了一些可贵的经验,主编了《人体触诊检查与体表解剖学》一书,可喜可贺。本书各章节详细描述了骨骼、关节、肌肉等组成成分的体表标志,针对具体部位,侧重讲解了实施触诊的方法要点及诊疗价值,并辅以直观形象的真人示教图片加以说明,为触寻一些重要的人体结构,并运用一定的手法判断区域内是否存在疾病提供帮助。本书内容详实,收录了500余幅照片和图解,内容具体、明晰,容易掌握和应用,在形象、直观、准确地为我们展示重要局部解剖结构在体表的定位时,也细致地说明了这些局部结构的临床意义,具有实用性、规范性和先进性的特点。本书对于医学生、医学教育工作者、临床医务人员、运动医学工作者等提高临床实践技能,起到了有效的指导作用。

令人可喜的是以本书的主编及编者为主的一批青年医师,积极在临床工作中发现问题、分析问题,并采取一系列卓有成效的方法去解决问题。本书的完成,是他们勤奋努力、辛苦耕耘、发挥聪明才智的结果。

　　我高兴地看到，我们的学生，在新的临床、教学与科研领域里，能够保持顽强的斗志，勇于担当、努力开拓、锐意进取，相信他们在未来一定会取得更丰硕的成果。我向从事骨科专业的青年医生和广大医学生推荐这本专著，希望你们喜欢。

2018 年 8 月

前　言

人体解剖学是医学领域中一门重要的基础课程,旨在揭示人体各系统器官的形态和结构特征,各器官、结构间的毗邻和联属,为进一步学习后续的医学基础课程和临床医学课程奠定基础。随着医学的发展和人类社会的进步,解剖学逐渐形成了若干独具特色的分支学科。这其中,以通过观察和触摸来研究体表的形态和结构,了解深部组织和器官在体表的形态、运动和投影等的活体表面解剖学,越来越受到广大医务工作者以及是医学生的重视。

在实际工作中,特别是在临床工作阶段,我们深切地感到,虽然医学生在前期的系统解剖学、局部解剖学和诊断学的学习中,对于表面解剖知识已有了解,但是在真正面对患者进行相关检查时,仍然感觉无从下手,影响了临床诊断及后续的相关治疗。究其原因,可能与解剖学部分的知识点过于抽象、缺乏直观显示有关。

针对临床工作中存在诸多问题而国内相关类型的书籍较少的现状,我们根据自身经验,并参考大量国内外文献,遵照"了解,熟悉,实践,治疗"这一学习原则,编写了《人体触诊检查与体表解剖学》。本书将人体划分为肩部、肘部、手部、髋部、膝部、足部共六大重要的肢体区域,并将各区域所有的基本定位点做出了系统的描述,同时添加了相应区域的解剖学基础知识。本书侧重于描述如骨、肌肉、肌腱、韧带、神经和血管等触诊检查参考结构,结合一些重要检查的实施步骤和结果分析,为相应的诊断和治疗提供了依据。本书结构清晰,层次分明,还配备了大量彩色插图,图文并茂,全面展现了表面解剖的艺术美感。

我们希望这本专著能够满足医务工作者以及医学生的阅读和学习需求,更好地指导日常诊疗活动。同时,这本书也可以为从事康复、疼痛治疗工作的医师带来帮助。

在本书的编写过程中,始终得到上海交通大学附属第一人民医院各位领导的大力支持和帮助,在此表示由衷的感谢。本书的顾问、审校者均为工作在临床与教学一线的知名专家教授,他们深厚的理论功底和丰富的实践经验确保了该书的编写质量,在此表示十分的感谢。本书的编者们,克服了诸多困难,历时 3 年,他们认真的工作态度,扎实的工作作风,确保了本书的顺利出版。同时，也感谢为本书的编写提供帮助的各位同仁。

　　本书是根据我们的临床经验和对既往一些资料收集整理而成，难免存在一定的不足之处。同时由于编者面对大量繁琐的临床工作，利用有限的业余时间编写，时间仓促，在某些知识点的描述上，可能仍然存在值得商榷的地方，所以敬请各位读者不吝赐教，以便再版时更臻完善。

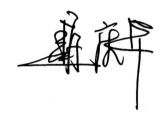

2018 年 10 月 1 日于上海

目　　录

1

绪　　论

1.1　体表解剖学的重要性

为了达到诊断和治疗的目的,在活体定位时要运用很多重要的解剖知识。因此,在按摩师和理疗师职业培训的开始阶段及医科大学生的学习中,都需要学习系统解剖学。

在与医学有关的职业培训和大学学习中,系统解剖学的教学内容主要是肌肉骨骼系统结构的位置、外观和功能。在教学中大多运用口述和二维图像结合的教学模式,而且这种趋势在课堂表现得越来越明显。

为了学习解剖学,学生要在短时间内掌握大量的信息。他们不得不快速地掌握枯燥而抽象的知识。这种状况相应地催生出了一种成熟、适宜的培训方法,那就是:对每个组成运动复合体的内在构造或者一个复杂的运动过程进行介绍,再附带一张大图,从而使学生对那些构造有一个大概的、三维的了解。

然而,通常情况下,在国内这样一个培训过程中,受训者在辅助道具和培训时间上所得到的帮助是远远不够的。

而且,当深入学习之后,我们经常会更注重治疗药物,而忽略了解剖结构。另外,要成功地把理论的知识应用到活体实践中也很难。

所以,如果在培训和大学学习期间不重视系统解剖学的问题,未来在日常诊断和治疗患者的时候,可能要费很大精力去研究或者再费力去进行专业深造。

好的治疗技能对了解患者的解剖结构是很重要的,如果一个医生没有掌握足够的技能,他在进行局部治疗时的错误率必定会很高。当然,如果不参与治疗的话,医生不可能具备完备的技能。

1.2　体表解剖学的理解

本书中讲述的是与临床密切相关的运动系统结构及相关的血管、神经末梢。通过对活体的触诊来让我们了解形态解剖学系统间的转换。临床医生们应该有一本既成的系统化的手册,从而使得他们对相关结构的体表定位更加快速准确。本书不仅应该提供实际中的触诊、体表分割的方法,还应进一步指出他们由此寻找的预期是什么,技术上存在哪些难题。

然而在此之前几乎没有出现对触诊技术、体表分割加以说明的技术或描述详尽的文字、图片等文献资料。而本书则提供了大量各种诊疗情况下的图片资料及独特的操控技术,即使一个初学者读过这些资料之后,他们也能准确定位每一个人体结构。

其他像 Winkel 这样致力于研究体表解剖的学者,主要针对:

(1) 表面形态(躯体不同区域的分割)。

(2) 人体测量学方法(例如,长度和面积的测量等)。

(3) 对身体部位的局部检查。

本书对此经过慎重考虑之后进行取舍,并对系统解剖学的概念进行限制,从而使读者能够更好地理解系统触诊学。

1.3 体表解剖学的应用

对于运动系统构造的触诊,体现在 3 个重要的方面:

(1) 部分关节或脊柱的运动临床检查。

(2) 在临床检查和治疗之前确定方向(例如关节疼痛测试和脉管触诊)。

(3) 肌腱、滑膜囊等的局部基础疗法(例如电疗法或手的横向按摩)。

1.3.1 部分关节或脊柱的运动临床检查

对于关节或脊柱的检查,建议按以下顺序进行:

(1) 一般检查。

(2) 病史——询问有何主观的不适。

(3) 局部的检查。

(4) 在功能测试之前对发热或肿大部位的触诊。

(5) 功能检查——观察客观的症状(主动运动、被动运动和阻碍运动)。

(6) 功能检查之后的触诊(发热,肿大等部位详细触诊)。

(7) 必要时,额外的检查,如肌功能测试、关节疼痛测试、范围测量、稳定性测试、额外激发测试、差别测试,等等。

运动临床检查的目标之一是通过患者现有的不适和针对性的测试来确定组织损伤的情况。这些测试的准确性和对于可能出现的结果的解释目前已经被广泛认可,但它并不适用于所有情况。例如,对肌肉协同作用产生的肌腱疼痛的解释。

通常,我们只需检查可能引起疼痛的几厘米范围内的局部结构。例如,在肌肉与肌腱的过渡处,肌肉或者肌腱上的确定位置。这些判定对于略有难度的详细触诊有很大的帮助。

1.3.2 在临床检查和治疗之前确定方向

准确的诊断与治疗方法需要对局部结构进行预先辨认。例如,医师需要有效的触诊或对距骨和足舟骨间的关节进行关节疼痛测试来进行诊断。定位于关节腔的准确触诊可以检查两个关节面的位置和方向,适用于检查关节错位滑动。首先进行的取向触诊为关节疼痛测试提供了必要的安全保证。

1.3.3 肌腱、滑膜囊等的局部基础治疗

运动系统中,柔软部位的疾病通常发生在局限的区域内,但是创伤或炎症却发生在广泛的区域。对于软组织疾病的治疗,可采用物理疗法:局部的热疗或电子治疗和机械治疗。在多数情况下,当确定了

损坏的结构时，只有一种局部治疗疗效是最显著的。

进行熟练、安全的触诊，有助于确定病变的位置和最佳疗法。

1.4 学习指导

从触诊出发的系统解剖学是局部检查和治疗的一个重要支柱。本书将从多种清晰的体表特征出发阐述如何在治疗时运用学到的系统解剖学知识：

（1）在各章的引言中将讨论各自相关部分可能出现的和常见的病理情况。

（2）在接下来的几节中，将引人入胜地讲述如何寻找触诊部位的技术及其他相应的诊断技术。

（3）讨论的每个关节部位都有在这个区域触诊的详尽标示和插图。通常，触诊中运用的技术是Cyriax的横向摩擦或者联合测试。

1.5 假设

"你不了解的事物，就无法感觉到它的存在。"这则谚语告诉我们，进行局部触诊时，局部解剖学和形态解剖学的知识基础是必需的。如果一个人想触诊某个结节，却不知道这一区域及其周边的具体结构形态和空间位置关系，那是不可能找到正确位置的。

相关的重要解剖构造的知识需要理解记忆。这些知识将是进行临床触诊的基础。

因此，每两小节的理论部分之前都有对两者联系的讨论。

（1）我们要利用当前的知识讨论某个联合区或单个结构，从而了解个体构造巧妙的相互作用。要达到这个效果就要求有一定的局部解剖基础知识。没有解剖课本提出过这个要求，但对于我们却很实用。

（2）如果之前没有针对一个结构进行形态方面的学习，就要把本书中的内容和插图先浏览一遍，这样才能了解触诊必要的细节。

1.6 触诊技术的提高过程

1.6.1 参考

为了达到触诊目的，要依据检查和治疗的方向有针对性地仔细寻找相关身体结构。

1.6.2 准备

准备工作包括选取一个特定的视角，要么把自己设定成患者，要么设定成治疗师。对于基本没有接受过解剖训练的人来说，我们建议要坚持既定的设定，要多练习以求在定位相应结构上积累更多经验。积累了一定的经验、技巧之后，就可以用更具挑战性也更有效的视角来进行触诊。

1.6.3 定位过程

定位通常在"安全区域"开始。相应结构的描述通常从触诊到的或已知的无疾患的骨性标志到有病痛的骨性标志，或韧带和肌肉的细节中获得。

触诊要运用适当的技术,在特定的区域,如果可以感觉到每个特殊结构的清晰结构,这样你的触诊技术就已磨练得十分娴熟了。

1.6.4 必然结果

成功找到了所需的结构后,你可以使用一定的技巧(例如使肌肉或者被动运动关节等绷紧)以确保实践的过程对于患者是安全有效的。以上就是这种教学方法的框架。它要求学员把触诊的经验以确定的文字描述和用图画记录下来。之后,触诊和绘图的结构就实实在在地存在了。当你以此方法学习的时候,如果你的触诊过程和教科书上的触诊结果相互验证,你会获得莫大的成就感。因为描述特定的触诊过程都需要经验的积累。

最终,共享彼此的经验增加了获取所需信息的准确性。经验表明,每次开始触诊时,首先要对相关结构进行快速并准确的定位。积累大量触诊的经验还需要其他技术作基础。

解剖学图像资料的作用主要是描述一些结构的典型图像,由此获得初步鉴别疾病的能力。然而,与这些符合解剖学基本原理的图像不同的则是——变异。甚至连解剖学标准的概念也不是单一的,而是包含了不可避免的个体差异(每两人之间)。说得确切一些,它是指个体体内位置(左右)和形态的差异。某些结构的位置和形态是相对固定的,相应地也就没有太多的变异,而另外一些变异则是多种多样的。能辨认出这些变异,则取决于个人的经验。

1.7 触诊技巧和难点

1.7.1 触诊的主要原则

(1)使用合适的触诊技巧。

(2)对于硬度的估计。

(3)触诊结构之间阻力的差异。

体表形态学的背景知识及适当触诊经验的交流,是十分必要的。

每个结构的定位都需要明确的触诊技巧和成熟的概念,使用技巧的熟练程度要达到就像是直接"感觉"到所要寻找的结构一样。如此进行定位,比如精确地确定骨的边缘,垂直于触寻到的边缘去寻找紧邻的关节面,并根据硬度的不同进行触诊。对于结构的确定,例如它与周围组织所形成的不同位置关系和形态,以及对不同组织所具有的特异硬度加以区分,则需要个人的技巧。

1.7.2 触诊力度

对于触诊力度的把握,通常可以参考如下内容。一般来说:

(1)按压。通常,始终使用小幅度的按压是错误的,而应该根据个体的差异进行按压。

(2)待检结构硬度的估计。寻找到骨的边缘或是突起之类的地方,从那个部位开始,用力按压,感受这些结构给你触诊带来的阻力。在这里的触诊需要更加用力,在它的周围加大触诊力度来"感受"。对于柔软的组织要减少按压力度,对于感受不到弹性的组织,则可以加大按压力度。

(3)水平方向上组织的硬度和厚度。有肌肉层或脂肪组织覆盖的深层骨突起,通过轻度触诊是无法找到的。

触诊是一种依赖感觉的活动,需要合适的技巧加上适当的触诊力度来寻找相应的结构和感受预期的硬度。

1.7.3 骨边缘触诊

示例:肩胛骨(见图 1.1)。肩峰边缘,腕关节的联合线,各关节间隙。

手法:用指尖对骨边缘进行触诊,手指要与接触面垂直。

预期:指尖感受到的硬度是一致的,并且要触碰出一个清晰的边界。

评估:这种技术能使我们精确地获得骨性结构的边缘。因此,触诊时,手指需始终准确地对准骨性结构的边界。在寻找关节的联合处、较小的关节或图示的关节间隙时,其他技术的精确性远不如该技术。

> **提示**:对骨边缘进行触诊时,若能感受到触摸硬度一致并且边界很清晰,那说明实施的触诊手法是正确的。如果开始触诊时触摸到了柔软的组织,可以在骨边缘小范围地移动寻找。有时若不对浅层组织稍施加压力,是很难找到骨的轮廓的。

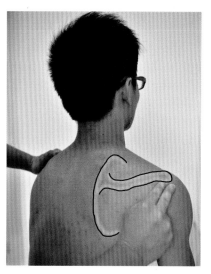

图 1.1 触诊肩胛骨外缘

当触诊组织肿胀、骨畸形和骨性关节炎时,会影响触诊的关节结构的手感和轮廓。

1.7.4 骨性突起的触诊

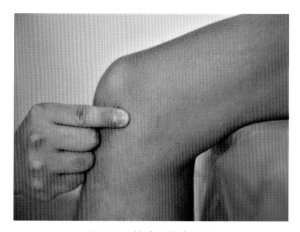

图 1.2 触诊股骨内上髁

示例:股骨内上髁(见图 1.2),桡骨背侧结节(Lister 结节),髂前上棘,胫骨粗隆,胫骨外侧结节(Gerdy 结节)。

手法:用手指指尖的指腹进行触诊,轻微地施加压力。

预期:骨性突起相对于周围的组织平面明显可辨,结构本身很容易触诊。

评估:结节,粗隆等结构,大多是机体适应环境而形成的明显隆起,它们在体表清晰可辨。触诊时,若只是为了触碰到理论上的这些结构,而在这些区域施加过大的压力,往往会适得其反。因此,触诊时要认真去体会实际触诊的感觉和理论结构的差别。

> **提示**:对骨性突起的介绍是由前辈们从形态解剖学的角度总结的,如果你有兴趣,也可以根据自己的观察角度进行总结。

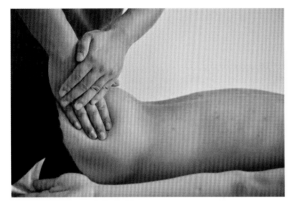

图1.3　通过此处肌肉触诊臀小肌

1.7.5　肌腹触诊

示例：冈下肌、三角肌、肱二头肌等。

手法：用手指轻微缓慢地向触诊区域施加压力。

预期：从较硬的肌腹过渡到周围柔软的组织，能触感到明显的软组织凹陷。

评估：要熟练地找到肌腹周围柔软有弹性的组织，可以同时用几个手指缓慢地对触诊区域的肌肉施加压力。

提示：触感的一致性直接取决于你施加的压力大小和周围的主要肌群承受的压力大小。也要注意四肢的不同部位会有不同的触感。例如，前臂尺侧、小腿或大腿内侧触感很软。对大多数肌肉直接触诊，会感觉到它们特别柔软、有弹性。但大腿的外侧，以及小腿前的肌肉会有坚实的触感，因为这些区域的肌肉上面覆盖了筋膜。触感的一致性也因肌肉长度变化而变化。安静息状态下处于伸长状态的肌肉触感会更加坚实一致，活动时更是如此。因此，对主动肌直接触诊可以感到更强的阻力。如图1.3所示。

1.7.6　肌肉边缘触诊

示例：缝匠肌、长收肌(见图.1.4)、腕伸肌。

手法：触摸上述肌肉边缘，感受其紧张程度。触诊手指的结构(包括指尖、指腹、指侧)应尽可能地贴合肌肉轮廓，并沿着找到的肌肉边缘触摸。

预期：在绷紧的肌肉边缘显示一致的坚韧性和平滑的轮廓。可通过或大或小的缝隙与周围的肌肉区分开来。

评估：邻近的肌肉不能通过特定的肌肉活动或不同的触感而加以辨认。除此之外，存在于此的特定的肌肉附近有较少的脂肪，突起的肌肉轮廓附近存在硬的肌肉组织。

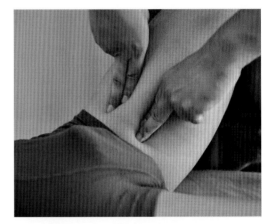

图1.4　通过此处肌肉触诊长收肌

提示：在遇到棘手情况或交替性肌肉紧张时，需要迅速地识别肌肉及其边缘。触诊将导致患者出现肌肉交替性的松弛和紧张。同时，这将使患者出现明显的行动迟缓。有时会相互抑制。例如，使用有效的方法，邻近的肌肉将停止运动。通常，可沿着肌肉边缘继续延伸触寻。例如，从肌腱一直找到它在骨上的附着点。

1.7.7　肌腱触诊

示例：手掌伸肌的肌腱、手指屈肌的肌腱、肱二头肌肌腱(见图1.5)、脚和脚趾屈肌肌腱和胟伸肌腱。

手法：采用的手法取决于定位难度和触诊目标本身。

（1）难以定位的肌腱：先用指腹平坦处触寻可能的位置，然后交替按压。

（2）易于定位的肌腱：用指尖接触肌腱的边缘，有时甚至会触到处于紧张状态下的肌肉。

（3）容易引起疼痛的手法：用指尖用力地横向摩擦或者按压那些易受伤的部位。

预期：肌肉紧张时肌腱的触感会比较坚实，有较好的一致性。但在较大的压力下仍有肌腱能保持一定的弹性。它们大多为圆柱形结构，有清晰明确的轮廓。

评估：肌腱和它们的插入点，是最常见的软组织局部病变的区域。它们的准确定位和体表标识是本书中的重点。因此，我们可以使用各种触诊技术来触寻这类强韧的结缔组织。

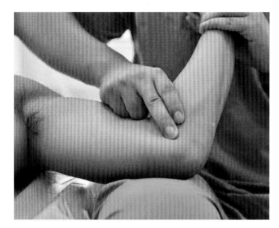

图 1.5 通过此处肌腱来触诊手和手指屈肌

提示：为激发疼痛或进行治疗，以 Cyriax 图解的模型进行横向摩擦时，应该用手指将肌腱压在下面。保持其足够的稳定，使肌肉处在伸长状态，从而使肌腱绷紧。

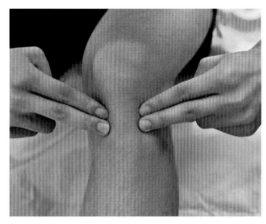

图 1.6 髌韧带的触诊

1.7.8 韧带触诊

示例：髌韧带（见图 1.6）、膝关节内侧副韧带、踝关节距腓前韧带（OSG）。

手法：

（1）易于定位的韧带：触诊时用指尖触寻韧带边缘。

（2）容易引起疼痛的手法：用指尖用力地横向摩擦或者按压那些易受伤的部位。

预期：韧带拉伸时触感坚实，有较好的一致性。但即使在韧带高度绷紧的状况下，仍会存在一定的弹性。因为它们外面裹有被膜，所以很难找到明确的轮廓和界限。

评估：相比于肌腱，韧带是较长的强韧结缔组织，是关节囊加固带。不同于肌腱的活动灵活的特点，大多数增强关节囊稳固的韧带不易活动。它们很少与关节囊的膜纤维有明显的界线。但也有例外，如膝关节髌骨韧带、内侧副韧带等。此外，你必须对特定的韧带走行有一定了解，并能够定位其在骨上的附着点。

提示：仅仅利用肌肉紧张时触寻韧带，多数情况下肌肉的轮廓和位置表现得不是很明显。如果想在某一韧带上进行刺激性和治疗性的横向按摩，需要手指按住相应结构并且不能向下滑动，即可感觉到该部位的关节和紧绷的韧带。在患者刚刚发生肌肉过度紧张或韧带断裂的部位触诊，需要放慢速度并格外小心，减少患者疼痛。

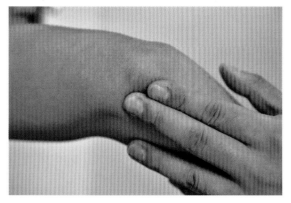

图 1.7　触诊积液的肘关节

1.7.9　关节囊的触诊

示例：检查膝关节关节腔内积液和肘关节关节腔内积液（见图 1.7）。

手法：将指腹准确地放在需要触诊的关节囊的表面，缓慢地进行平面触诊。此外，还需用力向下多次按压。

预期：检查者可以触感到膨胀的囊内柔软组织和波动的滑液。

提示：关节囊触诊应用一方面体现在触寻某一受到损伤、关节囊增厚的韧带处确认病变囊肿大小，另一方面则是对关节炎的确诊。如上文所述，对患者采取缓慢的平面触诊，因为理论上这些部位是柔软的。触诊的结果必须与局部检查获得的诊断相一致才能确认病变。

1.7.10　滑膜囊的触诊

示例：鹰嘴滑囊（见图.1.8）、胫骨粗隆滑囊。

手法：将指腹准确地放在需要触诊的滑囊表面，缓慢地进行平面触诊。此外，仍需用力向下多次按压。

预期：通常情况下，不会出现异常的触感。而在滑膜炎的情况下，肿胀的滑膜触感柔软并伴有可流动的液体。

提示：囊内黏液的流动和明显的局部肿胀，是患者局部疼痛的主要原因。按压滑膜囊是对关节的基础检查。

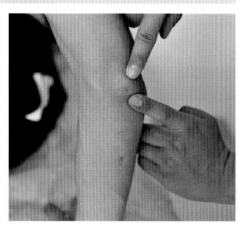

图 1.8　通过此处滑囊触诊鹰嘴滑囊

提示：在与滑囊相水平的表面，每一个膨大处都适于观察。每个人在触诊时都要用两个指尖交替施加压力。这种两指间循环交替的变化很适合触诊。

如果此处有发达的肌肉和腱性结构，触诊者可能会拖曳到此处的滑囊，但在触诊时，既不能让这些肌肉和腱性结构拉伸滑囊，也不能让它们松弛滑囊。如果触诊时引起疼痛，则可判定为滑囊炎。遇到这种情况时，目前尚无更加柔和的手法去行诊断性触诊。

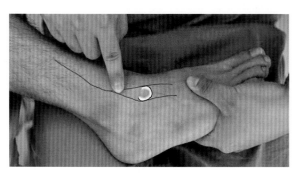

图 1.9　通过周边神经触诊腓浅神经

1.7.11　触诊中的末梢神经部分

举例：正中神经、尺神经、腓深神经、腓浅神经。如图 1.9 所示。

手法：用指尖横向划到有神经感知的部位为止，并对此处施加压力，慢慢地这里会变得像绷紧的吉他弦一样紧张。需要施加较小的压力缓慢地进行触诊。

预期结果：四肢下部和神经直接受到压力的一侧和弹性部位会出现感觉上的偏差。

注解：我们注意到患者感觉紧压性疼痛时需要检查末梢神经。它偶尔会引起肌肉或肌腱病变。例如，肘关节尺骨正中发炎时，就像"胳臂海湾综合征"的疼痛规律一样，桡神经和肌腱过度拉伸时也会一样疼痛。而这时，旁侧刚好形成一个环面的触诊区域，这是此种情况特征的标志。

偶尔，末梢神经会成簇地经过或横穿肌腱和韧带。每当治疗这种由横向摩擦引起的特定的疾病时，肌腱病变和韧带感染引起的疼痛会减轻，同时神经发炎引起的疼痛和不快都是没有感觉的。因此，通过局部触诊来明确部位是很有用的。

提示：末梢神经除了感觉之外，大多数情况下还能实现定位。

末梢神经在近心端比较重要，说得具体一些就是，在四肢的末端和近躯干部，情况是不同的。直接的压力和短期阻碍使由神经造成的感觉偏差与疼痛相似，是可以忍受的。这需要对每个患者都进行谨慎的处理。关于肿胀，首先从生理学的角度来看，个体无法承受反复的摩擦或长时间持续不断的压力，这会使身体变得非常敏感，浑身充满蚁走感，这应该是神经偏倚所造成的状况。每次典型的神经"拨弦"似的强烈感觉，会让人在不同于神经支配的其他部位也感觉到。它是触诊区别于其他诊断方法所取得的无可替代的成效。

1.7.12　触诊中的血管（动脉）部分

举例：肱肌中的动脉，股间肌中的动脉，胫骨前肌中的动脉。如图 1.10 所示。

手法：在临近指尖处，触诊者应在假想的血管区域施加少量的压力。

预期结果：从定位处向四周找寻勾画出一个大概的轮廓，或者由组织的特定硬度来区分。这种方法在检验突起部分的时候也不会引起疼痛。从这里向周围有搏动的地方定位——动脉的每次搏动都会"敲击"指尖。

也就是说，只靠指尖给予一定的压力就能达到目的。如若施加较大的压力，受压迫部分的搏动和周围的软组织便无明显差别。小血管受到较大的压力时，指腹可能无法感知到它的搏动。

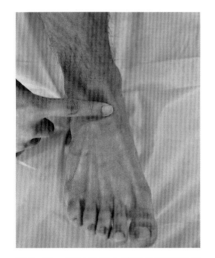

图 1.10　通过此处血管触诊胫前动脉

注解：有关血管位置和走行的知识，会在内科检查时应用，来评价为患者四肢提供营养的周边血管的情况。但无法做到运用触诊手段来检查支配血管的神经结构。

建议：在进行血管触诊时，应当使组织放松，对组织的凸出部位进行触诊。此外，还需要患者尽可能地放松，使关节处在一个适当的角度，可降低周围的软组织由于应力的关系而对血管触诊产生的干扰。

上臂的动脉在屈肘关节时容易找到，但此时触诊动脉的搏动会比较困难。

寻找血管，要合并食指和中指来增大触诊面积。每一次触诊都要有足够长的时间，当患者的情绪激动时，应立即停止，让其调整后再操作。

1.8 支持触诊的方法

1.8.1 引导结构

有时,在触诊时,你可能找不到正确的组织结构或者被引导结构干扰定位。这时,医生一般会用指尖探寻其他部位来对触诊部位进行定位。

肌腱可作为引导结构,下面结合具体的情形加以说明。肌肉边缘或确切的骨质部位(所谓的参考部位)为肌腱的寻找提供了确切的方位。

例如:

(1)用手指顺着胸锁关节的关节间隙寻找胸锁乳突肌肌腱进行触诊。

(2)前臂正中神经所在处的掌长肌肌腱。

(3)腕关节往下的舟骨处,可触到两个肌腱束。

(4)直接位于桡尺远侧关节关节间隙下面的小指伸肌肌腱。

(5)膝关节间隙普遍位于髌骨顶端。

(6)位于膝盖狭处距腓总神经1 cm处的股二头肌肌腱。

1.8.2 连接线

通常,一些起引导作用的组织结构对触诊位置的定位反而会产生干扰,使触诊的结果变得不可靠,而通过连接线则可忽略人体结构的差别从而对触诊部位进行定位。

例如:

(1)如忽略个体腕骨的差别,触诊将很难进行,或者根本不可能进行。这就使得连接线变得非常有用。举例则更能说明这个问题,从背侧看,舟骨和月骨之间的关节间隙有一半位于尺骨头与尺骨结节连接线的延长线上。

个体的复杂性和独特性使得患者在触诊过程中产生的问题很难在第一时间得到控制、解决。如果想迅速找到正确的骨性结构,通过连接线寻找是比较容易的。

(2)坐骨神经位于坐骨结节和股骨大转子连接线的中点处。

(3)有时实际的定位位置与理想的位置会相差较多,这时可以借助一些组织的结构外形和互相之间的空间关系来进行定位。

1.8.3 触诊的确认方法

如果对触诊位置不太有把握,可以寻找一些结构来进行验证。事实上,有很多方法可以确认定位是否准确。

(1)在关节做被动运动时,通过手工检查,寻找关节间隙,可以达到目的。

(2)当患者心情轻松时,肌肉会更加松弛。此时,对骨骼止点、肌腱或肌腹触诊将更加准确。

(3)在神经紧张或放松时,可以循着患者的神经,来评估患者不同关节的状况。

(4)也可通过对绷紧的韧带进行触诊来检查关节运动的多样性。

倘若仅仅是想找到精确的结构来进行定位,这种方法通常是行不通的,因为在手指滑动的过程中,就会带来相应的误差。

即使是有经验的医生在触诊时也不得不找到引导结构来进行定位,在患者允许的情况下会使用一些技巧来进行定位。

虽然会给患者带来痛苦,医生有时还是有必要在关节肿大处寻找关节间隙。

1.8.4 绘图

组织结构在紧张状态时是不承受负担的。在紧张之前患者会降低身体的负担。每一束韧带的紧张都会伴有其特征或一些结构的改变。此外,绘图也会对各种各样的组织外观和空间连接情况加以整理和说明。

主动的绘图也许会使你在通过考试之后依旧将这些结构牢牢地记住。这个绘图过程可以叫作“内心的笔迹”。

本书上的插图会画出触诊时的皮肤等结构的情况。同时也会绘出部分骨骼、肌肉和肌腱切开时的情况,就像印上去的一样。绘图能较好地阐释相关结构的表况和具体情形。

可以这样比喻,绘图是在给二维的皮肤做三维构造。因此,在真正的触诊结构中,图画越来越丰富多样,包括的结构范围也越来越广。

1.8.5 练习

多数情况下,触诊需要多次练习以便熟能生巧。目前,每一种触诊的方法都有适用的“最适触诊区域”(ASTEn)——作为引导结构进行触诊定位,但这是在患者允许的情况下才能进行的练习。

在练习 ASTEn 时,建议采用推荐的手法,在碰到比较难的触诊时,进行二次定位是必需的。

2

肩　部

2.1　介绍

2.1.1　肩部区域的重要性

肩部区域或肩关节,是从功能和病理两个角度被定义的。

肩部区域是人体最大且最复杂的运动区域。

它包括:

(1) 盂肱关节。

(2) 肩胛带连接(肩锁关节和胸锁关节)。

(3) 肩胸滑车关节。

(4) 颈胸交界及肋胸关节。

肩关节是前臂在尽可能大的半径上稳定运动的基础。它所控制的限制角度的上肢上举运动被认为是我们人体最复杂的运动之一。

肩关节单独行使功能的精细作用,使其具有了各种潜在的损伤可能性。在每个活动部位的连接处,都可能由于前臂动作的限制造成损伤。

肩部或手臂疼痛的原因有很多。可能的原因之一是从胸椎和颈椎发出的疼痛传递到关节引起的,此外还有软组织病变、内外脏器感染、盂唇病变及肩袖肌破裂等原因。

2.1.2　常出现的治疗案例

此区域的诊疗知识要求:

(1) 关节测试和人工技术疗法(例如,盂肱、肩锁和胸锁处)。

(2) 肩部关节的放松和不稳定性测试。

(3) 此处横向摩擦后引起的脊柱侧弯矫正,例如,肩袖肌的肌腱和止处。

(4) 在肌肉组起始处和关节结构处应用电和温热疗法。

2.1.3　必要的解剖学知识

肩关节及所有与其相连结构的位置和形状,例如肩胛以下区域等,在临床上极为重要,必须熟知。盂肱关节是一处需要很好空间想象力来理解的解剖学结构,在临床上意义重大。肩胛棘、肩峰、肱骨近端、锁骨及关节腔这些关键地方的大小或位置也非常重要。如图 2.1、图 2.2 和图 2.3 所示。

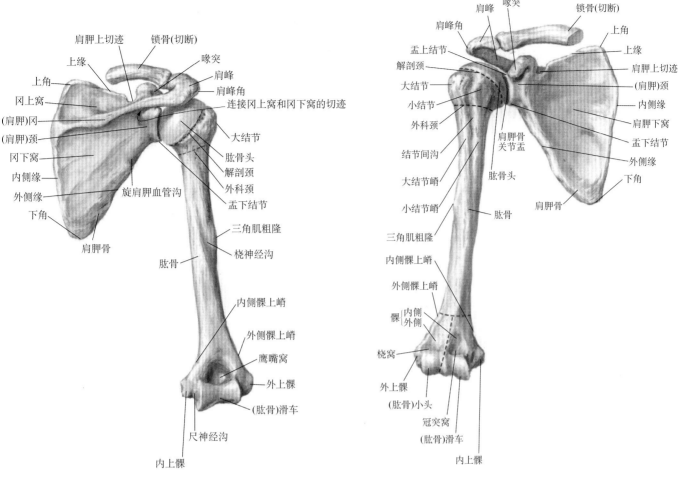

肩胛上切迹   锁骨(切断)
上缘
喙突
上角
肩峰
冈上窝
肩峰角
(肩胛)冈
连接冈上窝和冈下窝的切迹
(肩胛)颈
大结节
冈下窝
肱骨头
内侧缘
解剖颈
外侧缘
外科颈
旋肩胛血管沟
盂下结节
下角
三角肌粗隆
肩胛骨
桡神经沟
肱骨
内侧髁上嵴
外侧髁上嵴
鹰嘴窝
外上髁
(肱骨)滑车
尺神经沟
内上髁

图2.1　肩部背面观

（＊此图来源于上海交通大学医学院图片素材库）

肩峰
喙突
肩峰角
锁骨(切断)
盂上结节
上角
解剖颈
上缘
大结节
肩胛上切迹
小结节
(肩胛)颈
外科颈
内侧缘
结节间沟
肩胛骨关节盂
肩胛下窝
大结节嵴
肱骨头
盂下结节
小结节嵴
外侧缘
肱骨
下角
三角肌粗隆
肩胛骨
内侧髁上嵴
外侧髁上嵴
髁 内侧 外侧
桡窝
外上髁
(肱骨)小头
冠突窝
(肱骨)滑车
内上髁

图2.2　肩部骨骼前面观

（＊此图来源于上海交通大学医学院图片素材库）

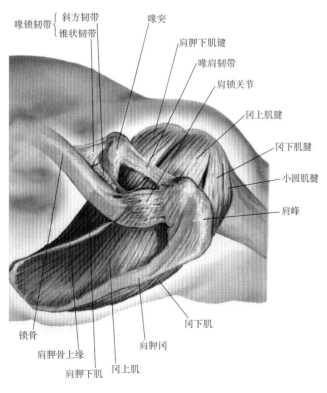

喙锁韧带 斜方韧带 锥状韧带
喙突
肩胛下肌键
喙肩韧带
肩锁关节
冈上肌腱
冈下肌腱
小圆肌腱
肩峰
锁骨
冈下肌
肩胛骨上缘
肩胛冈
肩胛下肌
冈上肌

图2.3　肩部骨骼上面观

（＊此图来源于上海交通大学医学院图片素材库）

肩胛骨：为三角形的扁骨，贴于胸廓后外面。可分为二面（腹侧面和背侧面）、三缘（上缘和内、外侧缘）和三个角（上角，平对第 2 肋；下角，平对第 7 肋或第 7 肋间隙；外侧角）。

上肢带肌起自上肢带骨，止于肱骨，作用于肩关节，并增强肩关节的稳固性。常见的上肢带肌有以下。

（1）三角肌，位于肩部，使肩部呈圆隆形，起自肩胛冈、肩峰和锁骨的肩峰端，止于肱骨三角肌粗隆。主要作用为外展肩关节；另外前部肌束可使肩关节屈和内旋，后部肌束使肩关节伸和外旋。

（2）冈上肌，位于肩胛骨的冈上窝。为始动肩关节外展的肌。

（3）冈下肌，位于肩胛骨的冈下窝。其作用为外旋肩关节。

（4）小圆肌，起自肩胛骨外侧缘的背面。其作用为外旋肩关节。

（5）大圆肌，起自肩胛骨下角的背面。有内收、内旋肩关节的作用。

（6）肩胛下肌，位于肩胛下窝。有内收、内旋肩关节的作用。

"肌腱袖"或称肩袖、旋转袖，是肩部重要的肌肉解剖结构：为肩胛下肌、冈上肌、冈下肌、小圆肌的肌腱经过肩关节的前、上、后方，与关节囊纤维交织形成。其作用是通过肌的收缩使肱骨头与关节盂相接触，加强肩关节的稳定性。

2.1.4　盂肱关节

肩关节盂是包含肱骨头的腔或窝。盂肱关节在肩胛棘的延长处，从凹陷处向后外侧稍向上的部位。与胸部的关节盘相比，肩胛骨的关节盂在矢状面向前倾斜，所以盂不是前后横向扩张。

肱骨头几乎是球形的，它通过肱骨内外上髁连线并向脊柱方向横向扭转 30°角。这种向脊柱方向的扭转限制了盂肱关节内外转的程度。

较小范围的向后扭转导致了更小范围的外旋。在冠状面上，肱骨头与肱骨体大约成 45°角。因为关节囊附着在解剖颈上，与肱骨头直接相连。每种经由手臂作用于肩胛骨的压力，都会使肩胛处上下同时绷紧，迫使手臂相应地外展约 45°角，以符合平衡的要求。

基于解剖学外部结构及 X 射线检查结果，可以断言，肩关节和关节连接处的曲率半径不一致，使得相关的关节窝对肩关节的稳定性几乎没有什么作用。

药物研究和现代成像技术（CT 和 MRT 扫描）表明，关节头和关节窝有很强的一致性。关节窝周缘由纤维软骨构成的盂唇对此起了决定性作用。图2.4 描述了肩关节的结构。软骨存在于以关节窝为中心的周缘。关节窝的深度对肩关节的稳定性起了决定性作用。盂唇看上去像一个活塞，它由纤维软骨构成，扩大了关节的接触面，也是肱二头肌肌腱和关节囊的起始位置。

由于组成关节面的两者之间高度的一致性，关节头和关节窝几乎是没有可能会在牵引方向上分开。Gokeler 在 2003 年的研究中描述，即使再附带 14 kg（1 kg＝9.8 N）的牵引力，关节窝和关节头也不可能会被分开。

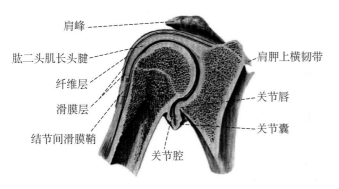

肩峰
肱二头肌长头腱
纤维层
滑膜层
结节间滑膜鞘
肩胛上横韧带
关节唇
关节囊
关节腔

图 2.4　盂肱关节表面的一致性

（＊此图来源于上海交通大学医学院图片素材库）

图 2.5 表明,关节腔周缘附有纤维软骨(盂唇),从内部看,在肩袖肌肌腱经过的地方,也有加强结构。

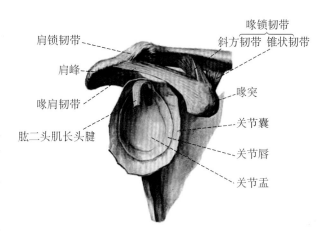

图 2.5 肱盂关节囊结构
(* 此图来源于上海交通大学医学院图片素材库)

纤维囊是扭曲形成的。当肩适当顺时针旋转时,关节窝上的关节囊会迅速扩大,并随即变形紧张。关节囊表面近乎半数的插入位点是由肩袖肌穿过形成的,于是,关节囊得到加强。关节囊前面受到肩胛下部最宽肌腱的支持,而且在肌肉插入位点会有一些裂缝。这个位置远离肱二头肌长头腱的被膜,然后延伸到结节间沟。喙肱韧带可控制肩部、肱三头肌肌腱及在盂唇边缘的盂肱上中下韧带可加强这一控制作用。关节囊的加强限制了肱骨的前后运动,同时增强了对其的压力。压力增加的效应就是增大了关节盂中心肱骨头的运动范围。

肱骨头和关节盂之间有韧带加强。其中隐窝腋脉最重要的定位标志是盂肱下韧带(前面部分),盂肱下韧带增强了肩关节的外展和外旋(收展运动)运动,防止肱骨头向前下方半脱位。肩胛下部的成分对此处的加强起了决定性作用。肩峰、喙肩韧带、喙突在肱骨处呈弓状排列。肩峰区域,位于肩袖肌腱处,也就是肩峰下囊(除插图外)处。如果肩部区域某处出现炎症,经过关节囊和肌腱的屈曲—外展运动就不能发生,这对作用于肩和结节之间的压迫起了保护作用。冈上肌和冈下肌肌腱互相重叠。

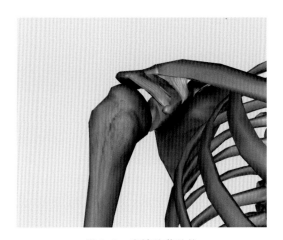

图 2.6 肩锁关节结构
(* 此图来源于上海交通大学医学院图片素材库)

2.1.5 肩锁关节

作为一种经典的微动关节,肩锁关节(见图 2.6)有着典型的特点:

(1)它只是肩胛带复杂运动的一部分。

(2)缺乏使自己运动的肌肉力量,只能靠邻近关节运动。

(3)关节面非常平滑、韧带很紧张,这使其只能做非常小幅度的运动。

它的关节面间隙很小,关节面之间相距 1 cm 左右。很多人肩锁关节的内关节盘形态在正面和横向面有明显的变形。因此,锁骨并不总是凸出来的。

每一种特殊的变形或像火山一样向上的突起都妨碍了对关节间隙的准确定位。

肩锁关节的保护韧带分为以下。

(1)固有韧带:肩锁韧带的上部及下部。上部韧带主要限制关节的横向运动。例如,直线平移测试的人工疗法。

(2)非固有韧带:喙锁韧带(锥状韧带和斜方韧带)。除被抬高的情况,肩部韧带从不会完全放松。它们要保证大幅度的横向运动的稳定性(如果固有韧带撕裂)及限制肩峰和锁骨间发生垂直滑动。

虽然作为微动关节的肩锁关节没有单独的肌肉力量使其运动,但是斜方肌和三角肌锁骨端的下部纤维绕过肩锁关节的关节间隙在关节囊深面相联系。

2.2 背部的一般定位

2.2.1 简要触诊过程

从肩胛骨开始,向肩锁关节触寻,改变方向到胸锁关节的区域探索,然后到腹外侧结束。

以上顺序是从比较成熟的治疗经验中总结出来的。当然,临床医生可以选择其他任意的位置开始触诊。

观察

通过观察明确的识别肩胛带上的重要结构。要求受检者直坐在椅子或治疗长椅上(见图 2.7),这样肩部的大部分结构处在合适的位置,利于辨认。

背部结构的定向起始于对肩胛骨与脊柱和胸部相对位置的一般观察,继而找出容易辨认的骨性标志(例如,肩胛下角和肩峰)。因此,临床医生首先要站到受检者的身后。

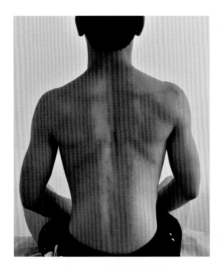

图 2.7　背部触诊姿势

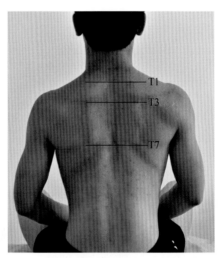

图 2.8　肩胛骨与脊柱的位置关系

2.2.2 肩胛骨的位置

根据 Winkel(2004)和 Kapandji 的观点,肩胛上角平对第 1 胸椎棘突和第 2 肋(见图 2.8)。通过环绕触摸可以清楚地确定肩胛下角平对第 7 胸椎的棘突以及第 7 肋。肩胛冈三角形的顶点平对第 3 胸椎棘突。

> **提示:**这些准确且固定的定位描述很有价值,但它也只是在大体上用来描述肩部静止时的情况。例如,在患者侧卧时,这些定位描述就不准确了,因为此时患者的肩胛骨位置已经发生了变化(再如上举或外展运动)。

肩胛骨内侧缘

上肢内旋会使肩胛骨内侧缘向后翻转,使其成为胸壁的一部分,如图 2.9 所示。

肩关节的内旋能力允许肩胛骨大限度地向后翻转,以此减少包括喙肱关节在内的一些关节的内部旋转。

通常情况下,肩胛骨内侧缘是可见的,但如果竖脊肌和前锯肌功能减弱时(此时肩胛骨靠着胸壁),则很难观察到肩胛骨的内侧缘。

肩胛骨常出现的问题是:当这些肌肉功能减弱或麻痹,会在手臂做上举运动受限,导致肩胛骨倾斜异常(见图 2.10)。

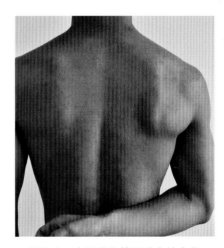

图 2.9 肩胛骨旋转运动中的变化

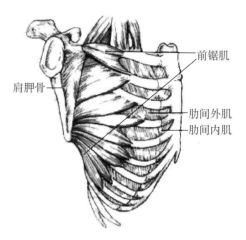

图 2.10 肩胛骨翼与前锯肌的连接

(＊此图来源于上海交通大学医学院图片素材库)

2.3 脊背触诊点

2.3.1 触诊过程简介

肩后方几个突起的骨性结构是定位的标志。触诊位置大约在肩部区域的肩胛骨近脊柱侧,但对不同人来说,触诊位置所对应的是肩峰的不同区域。临床上两个重要的结构——冈上肌和冈下肌可以帮助我们寻找到触诊位置。在活动中,患者这两个部分的肌肉触感非常相似。

2.3.2 局部结构的触诊

1)肩胛下角

它是评价肩部运动重要的参考结构。在手臂上举时,肩胛下角是评价肩关节外展运动(朝向脊柱的内旋和外旋运动)程度的标志。

手法:肩部可以做环转运动。肩胛骨静止时,肩胛下角也作为目前判断触诊位置的一个体表标志。(见图 2.11、图 2.12)如果忽略一些无关紧要的肩部运动,我们可以让患者做上肢上举运动来寻找肩胛下角。而且肩胛下角也可以判断肩部是否可以做内收或外展运动,从而来分析肩胛骨的运动范围。

在维持臂部外展这一联合运动中,肩胛下角的不均匀的运动,甚至运动过度都会破坏机体协调性。这时,在展臂运动的全过程中,可以观察到明显的肩胛骨运动,肩胛骨像翼状倾斜。肩胛翼状表现是其内侧缘的横向运动造成的。肩胛倾斜的状态是肩胛下角在矢状面稍稍突出。

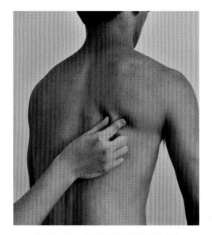

图 2.11　肩胛下角正常位置

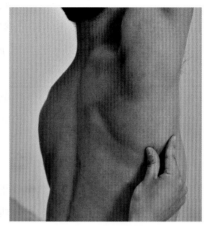

图 2.12　臂完全上举时肩胛下角的位置

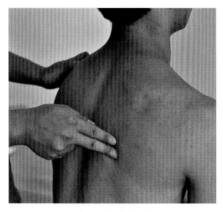

图 2.13　内侧缘的触诊

2）肩胛骨内侧缘

从颅侧往下与肩胛骨内侧缘相交处，是触诊该结构所在的区域。这种手法虽为最早使用的触诊方法，但也要慎重仔细。两者之间紧邻骨骼并与之相区别的柔软有弹性的肌肉组织就是触诊区域。

手法

触诊时，要用指尖轻轻碰触肩胛骨内侧缘的内侧（见图 2.13）。沿着肩胛骨内侧缘向下，这样定位相对简单。这里肌肉不多，相对来说干扰也比较少。但沿着患者的颅后往下触寻，恰好能摸到触诊区仍是比较困难的。

提示：应当说，沿着内侧缘来寻找触诊位置比较困难，这是手臂内旋并向后翻转时造成的结果（见图 2.9）。触诊练习的目的就是顺着肩胛骨内侧缘和周边组织的差别来判断触诊区。

3）肩胛上角

肩胛上角位于颅底内侧缘，大约平对第 2 肋。

手法

顺着肩胛骨内侧缘向上延伸触寻，在斜方肌肌腹下方，与颅底相对的角即是触诊部位。

提示：肩胛上角很难触摸到。通常，紧张的斜方肌和肩胛提肌相交处肌肉发生强制性痉挛的概率会比较高，这会导致两者之间的肌张力有较大的区别，这也使得寻找肩胛上角变得困难。此外，它与较易寻找的第 1 肋横突关节毗邻，对其触寻存在一定的干扰。临床医生借助肩关节向高处的轴向推力，使患者手臂上举。于是，肩胛上角还承受着手臂部位的压力，与下角的触诊位置相对应，如图 2.14 所示。

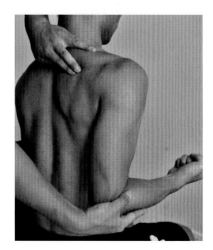

图 2.14　肩胛上角的触诊

4）肩胛棘——肩胛骨上缘

比较明显的骨性结构,其可作为脊背侧的触诊定位的体表参考结构。临床医生借助此结构可以对邻近结构进行触诊定位,同时肩峰后侧面还存在着临床上比较易寻的肌肉(冈上肌和冈下肌),它们也为定位提供了参考(见图2.15)。

肩胛上缘指向了肩关节盘(关节盂的腔)开口的方向。触诊治疗意味着要考虑到盂肱关节的牵引方向。事实上,对盂肱关节进行牵拉时,用力的方向已经通过了肩胛上缘。

手法

肩胛棘下部上缘的触诊采用的是众所周知的正交手法。因为在M超声中,冈下肌往往对应着非常高的声波频率,所以要在内侧缘对其进行精确定位是非常困难的。

肩胛棘下部上缘触诊时,是从内侧到外侧进行的。肩胛棘的形状是弯曲的,呈波浪形。这是由附着其上的肌肉牵拉造成的,例如上行的斜方肌。

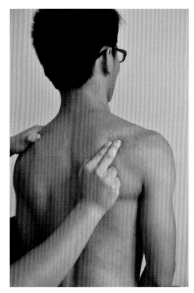

图2.15　肩胛骨上缘的触诊

为了能够更加准确地定位,需要用手指通过皮肤和肌肉等弹性组织对肩胛骨的背面施加一个压力,然后将手指向颅底方向移动,直到遇到一个硬凸的阻力点。

冈下肌的肌腹位于肩胛棘下缘、肩胛下角和肩胛骨外侧缘围成的空间里。

5）肩峰角的触诊手法

顺着肩胛骨外侧缘向上到达的角,在上肢上部明显的突出附近,叫做肩峰的角(见图2.16)。

肩峰的角与上部脊柱下缘几乎呈直角偏差,且经过肩峰边缘,并且朝向腹侧正中。

6）肩峰

骨状的肩峰同样也是一个重要的参考点,在双肩静止时,它在背侧的高度可能与"双肩的最高位置"相同。

可从上肢上举时肩关节的运动范围和敏捷程度的视角评判肩部的健康程度。

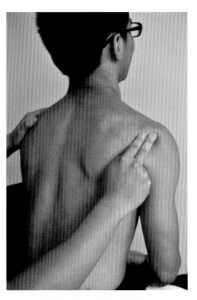

图2.16　肩峰的触诊

提示：肩峰侧缘通常会朝向中前方,有时会朝向上方。肩峰的走向和大小因人而异,在精确触诊时也极为重要。这会在以后进行描述。

7）肩胛棘——上缘

在肩胛部可被触知的下一个结构是中后侧的肩胛上棘,它延续到锁骨后缘。应着重指出,棘比较明显,常作为首先确定的结构。上缘和下缘在皮肤上的投影几乎互相平行,两缘都很宽,之间的距离一般为2 cm。

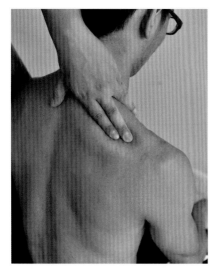

图 2.17　肩胛骨上缘的触诊

手法

用直角触诊手法进行再次触诊，手指紧贴颅骨侧面，指尖顶着肩胛上棘的中部，由此开始，向侧面移动（见图 2.17）。

肩胛棘是肩峰的基部。触诊终止于侧面，指尖会受到很大的反向作用力。这里是锁骨后缘。两个成直角切开的骨骼（肩胛棘的上缘和锁骨后缘）共同组成此处并逐渐变细，也就是所谓的"后V"区域。

8）冈上肌——肌腹

冈上肌肌腹位于肩胛上棘和斜方肌下行部分之间骨质的腔内。肩胛上角和"后V"区域之间是肌腹。肌腹就是侧面可触知的肌肉和肌腱的过渡部分。

肌腹都是肌肉的大结节部分，是肌肉负担外力的主要部分，也会引起疼痛（外部冲击和肌腱炎）。

ASTE

找到患者的肌腹是必须的，这个位置不会被其他特别的结构占据。它呈直线延续，在肩部侧面可用手触及。

在胳膊被动地做外展运动时，在靠近肩胛平面（scaption）的地方可以找到肌肉-肌腱过渡区（见图 2.18）。因此，从肌肉-肌腱过渡区移开后可以很轻易地找到触诊位置。

技巧

冈上肌位于较深的冈上窝内，必须使用技巧来感知其狭长的表面，需要在受限的空间中不断调整手法，并且患者要保持足够的紧张，以免受到所接触到的其他结构的影响。横向摩擦的触诊形式是可行的。这种技巧可以对此处进行鉴定，也可通过检验此处结构是否疼痛来确定肌肉-肌腱-过渡区是否有肌腱病并对受伤的肌腹进行适当的治疗。

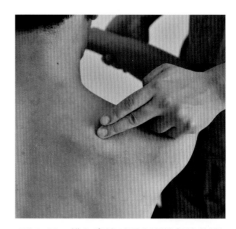

图 2.18　横向摩擦时冈上肌的起始位置

这里触诊采用一种技巧即中指从侧面施压并与纤维平行向上的手法（见图 2.18）。从背侧朝腹侧经腋下成反掌姿势的运动与手指和皮肤发生横向摩擦时附带的压力有关（见图 2.19）。这种技巧能使肩胛上角和"后V"区域之间的肌肉同时发生膨胀。

肌肉和肌腱大约在侧面相分离，在临床上比较有趣的是，位于肩峰下面肱骨中间大结节旁边的肌腱止点不容易触及。这部分的定位在"腹外侧触诊位置"一章中已经讲述过。

9）冈下肌-肌肉-肌腱-过渡，肌腱和止点

ASTE

重要的因素却是由患者占据，临床上比较有趣的一点是冈下肌（肌肉——肌腱——过渡，也是肌腱的止点）很容易找到。每块肌肉都有肌腹，在侧面可触摸到它的完整形态。

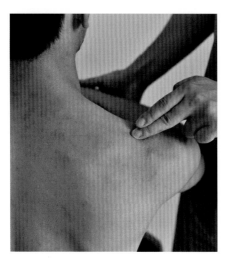

图 2.19　横向摩擦时冈上肌的最终位置

它在上肢起支撑作用,同时在肌腹下面还有防止关节滑脱的起保护作用的"基层"。因为这种支撑作用,肩关节大约呈80°角的弯曲状态。还有,肩关节很容易做内收运动(大约有10°,肩胛外侧缘与肘部大约移开一手掌宽的距离)和20°角的外旋运动(与固定缘约有一手的宽)(见图2.20)。

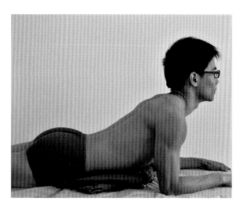

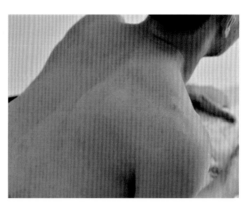

图2.20 冈下肌触诊姿势   图2.21 冈下肌位置

此外,这种弯曲状态使得在背侧比较容易触摸到的是位于肩峰下面的大结节(见图2.21)。这个位置已由Cyriax在1984年描述过,并由Mattingly和Mackarey在1996年研究并证实。

在肩关节做内收运动时,冈下肌肌腱受到在肱骨后肘部向上的压力和坚固的支持。在触诊时,首先要对肌肉-肌腱-过渡区、肌腱及其周围结构画好界线。使用这种手法对疾病进行治疗时,在肌肉-肌腱-过渡区和肌腱处要用手指施加较强的压力并进行长时间的触诊,但这种做法并不是基于上面的讲述。

可选择的初始触诊姿势

由于脊柱颈部和脊柱腰段的缘故,患者会习惯性仰面躺着,以腰部提供支持。当然,除此之外的躺姿也是可以理解的。

(1)患者腹部朝下趴着躺(不是在以前臂为支撑趴在工作台上)。受感染的大臂从工作台边缘垂下,前臂则不用力地放在凳子上。现在让肩关节再次尝试做内收和外旋运动,会发现这些运动受到了阻碍,如图2.22所示。

(2)患者像先前那样平躺在工作台上,头歪向一侧。胳膊放在头上——这种方式易于调整,并且头部可以活动。

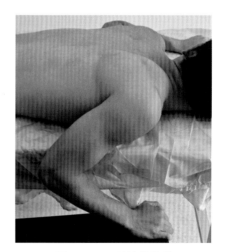

图2.22 可替换的姿势

提示:对患者来说,所有可供选择的姿势总有一个是舒服的,肌腱和其止点的位置对姿势的选择并没有太大的帮助。缺点是在对肌腱做牵引训练时,需要肱骨抵着背部,而肱骨却只能承受很小的轴向压力。用手指对肌腱进行触诊时,肌腱的位置并不固定,其周围的组织可能比较致密,但在肌腱附着骨的部位则比较松散。横向运动受到的压力很容易弄清楚。

技巧

把肩峰角(肩峰角,见图2.14)当作触诊的标志是众所周知的。冈下肌的肌肉-肌腱-过渡区分部在肩峰角希尔根赖纳辅助线上方2 cm处,可循着腋窝向上寻找,如图2.23所示。

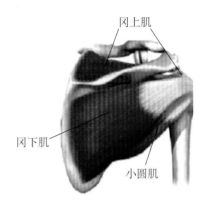

图2.23　冈下肌解剖示意图

（＊此图来源于上海交通大学医学院图片素材库）

在用手指对肌肉-肌腱-过渡区表面进行定位后，使用很大压力横向划过紧张的触诊区域，依然可以感觉到弹性阻力。在与肩胛棘平行的侧面并向后大约2 cm的区域是肌腱触诊的位置。触诊时，手指也会受到很大的阻力。肌腱止点中间的大结节可以触摸到，以此为起点向侧面的平坦部位触诊，直到触诊受到很强的阻力难以进行下去为止。

该处定位位于冈下肌肌腱通过的位置。经此位置的触诊总是需要抵抗结实的三角肌纤维束的干扰。三角肌在朝中上方上行时有一个呈典型的斜角。

宽阔的平面正好可以进行准确定位。触诊时手指会进一步移动到侧面，大约滑动到肱骨凹面为止。向肩峰方向移动，大约朝前方倾斜45°角，到冈上肌所处平面为止。继续向下滑动，再向上倾斜45°角到小圆肌所处平面。从表面对肌腱炎进行治疗时，先把肌腱炎或肌腱的疼痛区域"框"好，再对该区域的边缘部分进行第一步治疗。

肌腱疗法说明。肌腱受到两个方向持续不断的较强压力，会产生横向摩擦。肱骨边缘深处的肌腱，会受到上下两部分的冲击。因此，摩擦会首先发生在中间部分。事实上，施行触诊，更确切地说是处理横向摩擦有两种不同的方法。下面对其的实施手法进行描述。

选择手法1

治疗肌腱引起的疼痛，也就是既定的横向摩擦，总结来说，基本上有两种不同的选择。

临床上触诊者的第一个选择是，将拇指按压在肌肉-肌腱过渡区或肌腱的旁边或重叠区进行处理（见图2.24）。手指从腹侧牢固地按压住喙突。拇指附带的压力会逐渐传至中间部位。然而，两个前臂做反掌运动却很容易。处理肌腱止点时，不仅仅要用拇指加压进行深度摩擦，还要对中部大结节的侧面进行加压摩擦。

选择手法2

临床医生还可选择对肌肉的头部进行监视，对着侧面

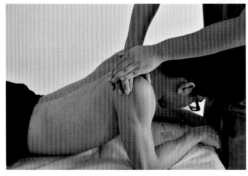

图2.24　冈下肌的触诊技巧1

按压停顿（见图2.25）。此时拇指会稳定地按压住此位置，喙突会从旁边进行辅助。此时即使是示指也会负担一部分压力（见图2.26）。就像事先描述的那样，需要保持运动方向不变。这是临床医生在腕关

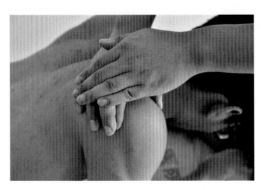

图2.25　冈下肌的触诊技巧2　　　　　图2.26　技巧细节

节附近实施此方法基本动作的延伸。这种方法同样可以用来处理手指中部运动时过度紧张的现象。

2.4　侧面触诊位置

2.4.1　触诊过程简介

我们都会认为大面的骨质区域是重要的触诊参考点,但还要结合临床上较明显的结构进行,在触诊过程中要在肩锁关节的中部停顿。我们将对其前后的连接进行说明。触诊关节所在的位置也正好是诊断和治疗肩锁关节的位置。

ASTE

在椅子或治疗台上让肩胛带的每根韧带都放松下来。此时,肩部的侧面区域应该很容易用手摸到。因此触诊的基本练习以此为初始体位。检查和治疗方法都需要从与腹部相对的后面开始。因此,在之后的这些初始触诊体位允许的情况下,找到明显的体表结构指引触诊是很有必要的。

先行的接触部位

从肩胛带进行定位或者治疗肩锁关节都不仅仅是基于患者外部的疼痛位置。因此,触诊时重申其他的初始触诊体位是有意义的。通常的行为特征对在使用《治疗指南》进行的疾病治疗是有影响的。在某些特殊的触诊体位中,医生在此处还需做的一件事,就是需要寻找那个不明显的关节间隙,如有可能,医生还会直接用眼睛定位。

在练习时,寻找肩锁关节间隙所在位置就像上面描述的那样,并不困难。即使是选择其他的触诊体位,这个方法也是可靠的,这个在下面的触诊过程中还会再次提及:

(1) 肩锁关节侧面区域触诊。

(2) 肩锁关节后面区域触诊。

(3) 总是发生在肩部静止和手臂充分运动的时候。

手臂运动时的空间变化会在某个部位戏剧性地与关节间隙对齐。这在肩部从后往前逐步静止时会清楚地显示出来。手臂运动会间接地使肩部旋转,并首先朝着颏角方向发生。

如果对侧面持续地用普通和特殊方向触诊,则会很快地熟知腹侧的结构。

2.4.2　单个触诊结构

1) 肩峰侧缘

可以尝试从后面的肩峰角滑到前面的肩峰边缘。准确的触诊并不容易,因为边缘总是呈波浪形并有尖角,尤其是在对着头部的地方,在个体中的差别很大。

手法

这种手法是再次的直角触诊。此外,触诊时对着边缘的手指指尖的总长度也将变得可以选择(见图 2.27)。

2) 肩峰棘

肩峰边缘前方的结束位置是肩峰棘。它是小小的略呈圆形的峰,也是肩腹外侧方向的重要参考点。

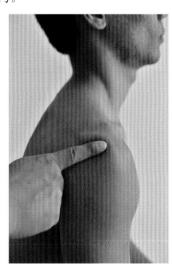

图 2.27　肩峰边缘触诊

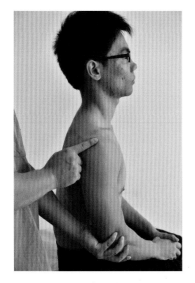

图 2.28　肩峰边缘与肱骨滑车下缘的触诊

医生还可从这里推测出肩胛棘与肩锁关节相交的部位,同时,预先调整胳膊使肩内部旋转到某个位置可以准确地找到肩胛棘与冈上肌止点相接触的部位。

提示:如果根据肱骨头朝向下方的肩峰边缘或远处的肩胛棘的特征,医生会很容易用手触摸到肩峰边缘和前面的肩峰最高点(见图 2.28)。因此,触诊时,可准确无误地将此结构和与之相对的肱骨头区分开来。

临床医生把肩峰边缘作为触诊的定向结构,此时要着重检查朝向下方的肱骨头。

3)肩锁关节前面的接触部分

更多的触诊会以朝向中间的肩胛棘作为指示。首先,这里有一个小缺口,同时它又是骨性结构,可明显触摸到。因此档之间对着锁骨的时候,它也就同时位于了所谓的"前 V"上面。这个 V 型缺口的顶点大多数时候是朝后的。与肩锁关节前面相接触部分的叙述到此结束。

提示:定位的问题是,用手摸索的肩峰棘的位置与朝向中间的肩峰棘的轮廓是一致的。最常出现错误。

有成效的触诊技术表明,示指的尺侧缘和指腹触摸脊柱顶端,指尖下压,会出现一个"V"形的标志。

4)肩关节后部的触诊

前面的触诊已经局部化。为了标记进一步的触诊过程,我们需要介绍"后 V"区域的触诊手法。首先,要触摸肩胛冈的颅侧缘到锁骨的后外侧缘。你可能会发现,锁骨外侧端的大小要大于形态解剖学上的普遍认识。此外,触摸后缘时,斜方肌降部的明显紧张会对触诊造成妨碍。

步骤 1:锁骨的后缘

首先对锁骨内侧,即锁骨的中端,向外触寻,在这里,锁骨的肩峰端较容易找到,然后使用直角触诊技术横向探寻下去。

此外,在经过斜方肌降部时会受到较大的阻碍。对于向下的斜方肌紧张的应对方法,应使头向同侧倾斜、对侧旋转,同时靠近肌肉,这样更容易触诊。如图 2.29 所示。

提示:找到锁骨肩峰端的一种可靠的方式:触诊肩胛冈后缘的前方,继而感受到骨的结构和粗糙的摩擦,便找到了锁骨。描述"后 V"区域的位置,两者底部(肩胛冈上缘和锁骨肩峰端)相交。"V"区域的尖端指向前外侧。

步骤 2:"后 V"区

要准确地找到这里,需改变方法:手指倾斜放置在肩胛冈和锁骨之间区域。在"后 V"区的准确位置下按,两侧没有结实的富有弹性的组

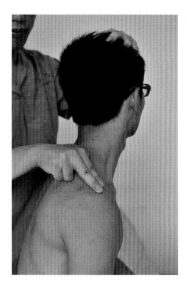

图 2.29　锁骨后缘的触诊

织。探查锁骨的肩峰端,过程是从内到侧部直到"前 V"区域,这样能够探查到锁骨外侧的全部范围。这个范围的大小常常被低估。标记锁骨区域的宽度,最后用二维的结构表示三维的触诊结构。

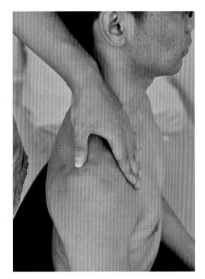 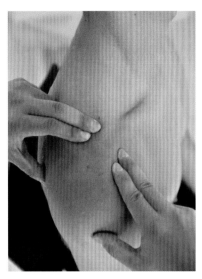

图 2.30 "后 V"触诊　　　　　　图 2.31 锁骨前、后缘的触诊

5) 肩锁关节

一般肩锁关节的关节缝隙的方向对着两个"V"尖端的连接处。两点连线只是前部(从"前 V"区域向后约 0.5～1 cm)朝向关节区域。通常肩锁关节关节间隙的方向朝向前或是冠状面方向,如图 2.31 所示。

要考虑的是,关节间隙的方向很可能因存在个体差异而有所变形。关节间隙方向的变化和形态的倾斜,很大程度取决于个体胸部的形状和与肩部的连接(见图 2.32、图 2.33、图 2.34)。

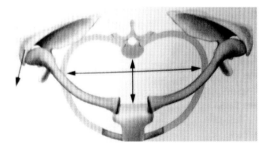 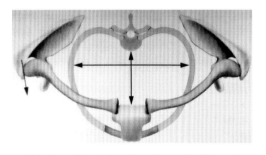

图 2.32 正常时肩锁关节等形成的联合空间　　　图 2.33 旋转时肩锁关节等形成的联合空间

(＊此图来源于上海交通大学医学院图片素材库)　　(＊此图来源于上海交通大学医学院图片素材库)

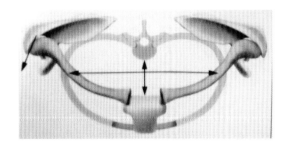

图 2.34 微挺举时肩锁关节等形成的联合空间

(＊此图来源于上海交通大学医学院图片素材库)

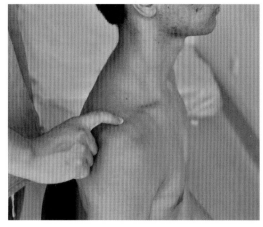

图 2.35 锁骨外侧的触诊

肩锁关节关节间隙的方向常呈明显的前内侧倾斜。

在"平背式"的姿势下,肩胛骨内面通常朝向其内侧的脊柱。此时,肩胛带的位置也从"正常位"偏离。肩胛带缩回,肩关节间隙位于矢状面上。

6) 触诊肩锁关节关节囊的技巧

首先是要寻找到肩锁关节的关节间隙,这有利于快速的辨别方位及实施特定的触诊。触诊从锁骨的后缘开始,沿着凸起从外侧端直至前面。如图2.35所示。

通常使用直角触诊技术,将指尖沿着锁骨边缘移动,这样手指的感觉会比较清楚。此外,将指腹平放在肩峰上,并且指尖朝向锁骨。如图 2.36 所示。

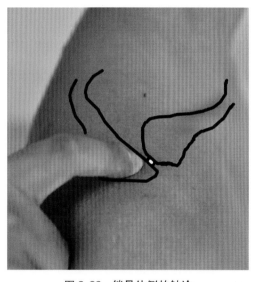

图 2.36 锁骨外侧的触诊

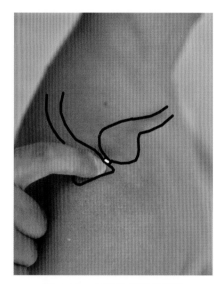

图 2.37 肩锁关节囊的触诊

触诊的手指直接放在肩锁关节的关节囊上,边缘不是阶梯状的,而是能感觉到倾斜下降。在倾斜的"斜面"标明"阶梯"上填有关节囊和加固韧带(见图.2.37)。

建议:在肩锁关节关节囊所在区域触诊及区分阶梯状结构与斜面触诊过程中,肩峰上部扁平并向中间朝向锁骨始端。有时候也会存在特殊情况。例如,在不同个体中常见的变异、肩峰的上部朝向锁骨上抬形成波浪状,以至于肩锁关节的两种辅助结构像是圆锥形的火山彼此重叠相对,而关节间隙像是火山明显的漏斗形开口。"斜坡"定位法是辨认肩峰关节关节囊的唯一方法,肩锁关节大多朝向中间。为了达到定位准确的目的,这种技术始终是较好的选择。关节的特定位置通常对应特定运动。如图 2.38、图 2.39所示。

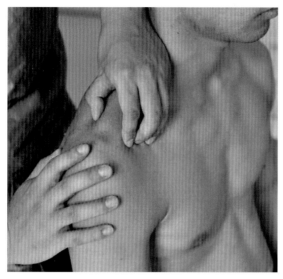

图 2.38 锁骨的平行移动

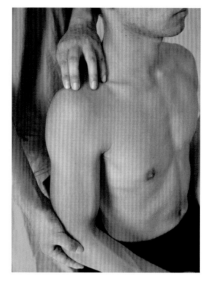

图 2.39 肩峰内上角的变化

2.4.3 治疗建议

在更广泛的区域找到重要的骨性基准点,进而能够找到一些临床上的重要结构:

(1) 肩峰角可作为表示肩峰和寻找大结节前外结构的另一个切入点。

(2) 肩峰的外侧缘有助于区分肩胛骨和肱骨(对于徒手治疗技术很重要)。

(3) 肩峰棘位于冈上肌在前臂的止点向前朝向肩锁关节。

(4) 确定肩锁关节大体上的定位和精确位置有助于有效实施关节特定的徒手治疗技术,以及在关节囊上使用 Cyriax scher 横向摩擦技术。了解定位能确保安全的检查和关节保护活动法。

关节特定的技术能够表现出肩锁关节的灵活性。横向移动检查可用于检查关节囊的弹性及关节囊加固韧带的坚固性(见图 2.38)。用拇指和示指固定肩峰角和肩峰棘。

拇指和中指等几个手指的指尖,按着锁骨的外侧端并前后推动。尝试不同的推动方向并找到关节间隙的最大处。因为个体间的差异会存在很多变异。应把示指平放在关节间隙的预计位置之上,这样就能够通过触觉感受到锁骨与肩峰间的相对运动。

推拉下垂的上臂要求此时肩锁关节处于矢状面方向(见图 2.39),尤其是要检查喙锁韧带的功能是否正常。通常肩峰处于矢状面方向且活动性大,而锁骨位置固定,因而在检查中感到肌肉松弛是正常的。触诊手指放在关节间隙的预计位置上有助于确定肩锁关节的准确位置,并能通过触觉感受其垂直运动。

实施具有止痛作用的 Cyriax 法横向摩擦,不仅是对肌腱的刺激、插入分离腱鞘,也能检验不同形式的关节炎。

在病情较轻时,实施横向摩擦能检验肩锁关节关节囊的各种创伤性关节炎。用示指按压关节囊的准确位置,指腹直接放在关节囊的颅(见图 2.40)。拇指支撑在肩胛冈的背侧起稳定

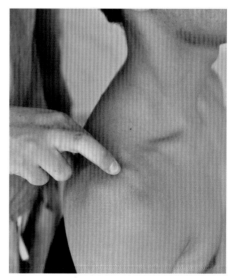

图 2.40 肩锁关节囊的十字交叉

作用。为避免对关节囊的压迫和皮肤摩擦,示指应从前到后、压力从有到无地按压。

2.5 腹侧通用定位方法

受检者端坐,在安静的环境中,并放松肩胛带(见图 2.41)。检查者首先站在受检者面前。

为了更好地定位,进一步对具体结构实施特定触诊之前,应考虑先对腹侧肩胛带进行粗略的区域划分。

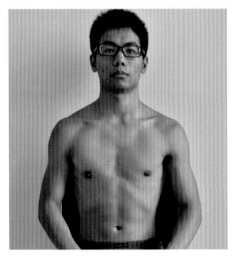

图 2.41 腹部方向触诊姿势

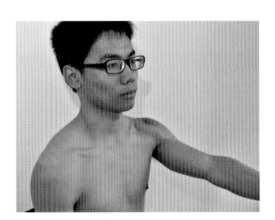

图 2.42 锁骨上、下窝

锁骨上下窝

弯曲的锁骨走形将胸前凹陷面划分为锁骨上和锁骨下两个区域(锁骨上窝和锁骨下窝)。锁骨前份凸向前、向下形成锁骨上窝的沟,后份凹向后、向上限定锁骨下窝边界。如图 2.42 所示。

锁骨上窝有如下结构:

(1) 下界=锁骨后缘。

(2) 中界=胸锁乳突肌和斜角肌的锁骨缘。

(3) 后界=斜方肌的下降份。

锁骨上窝沟底为第 1 肋,其中有锁骨下动静脉由后向前穿出,臂丛经由锁骨下,从斜角肌间隙后侧穿出。

锁骨下窝有如下结构:

(1) 上界=锁骨下缘。

(2) 中界=胸大肌锁骨段外侧缘。

(3) 侧界=三角肌锁骨段中缘。

引入锁骨上下窝的定义有利于对肌肉活动的描述。

为了显露出锁骨下沟,可以让受检者抬起上肢,轻微屈曲。这先会引起三角肌的运动。接着使上肢水平内收。继而会引起有胸大肌的运动。锁骨下窝内的这两块肌肉的界限会清楚地显露,凹陷处称为三角肌沟或锁骨胸肌三角。处于三角肌前份中部的三角肌沟底处,有朝向上臂走行的管状结构:为锁骨上动静脉或胸肩峰动静脉。

2.6 腹内侧局部触诊

2.6.1 触诊过程简述

在腹侧肩胛带区域触寻特定结构时,方向应由外向内,并且要特别注意胸锁关节区域的触诊。

概述

受检者放松肩胛带坐在椅子或理疗床上(见图 2.41),临床医生站在受检者身后。

2.6.2 局部结构触诊

1) 胸锁乳突肌

首先触诊一侧胸锁乳突肌胸骨份活动,头旋转向对侧(见图 2.43)。在侧屈侧给予受检者一些额外的阻力,这样应该能使肌肉的锁骨份显露出来。可以一直观察到肌肉在锁骨中、内侧 1/3 的附着点。

记住:该肌肉限定了锁骨上窝和斜角肌间隙的前腹侧。

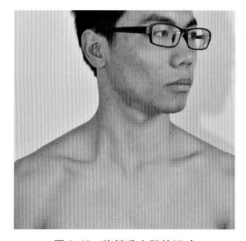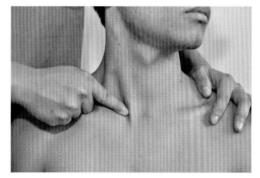

图 2.43 胸锁乳突肌的运动　　　　图 2.44 胸锁乳突肌锁骨端的触诊

2) 锁骨内侧端

从外侧沿着胸锁乳突肌锁骨份的肌纤维束和肌腱触寻,直到触碰到肌肉在胸骨柄的附着点。如图 2.44 所示。

附着点位于胸锁关节关节间隙内侧。在胸骨附着点前端不远处触诊者可以感觉到肌腱外侧有一明显的骨性结构:此为锁骨内侧端的上份。

在肩胛带处于静止状态(即肩正常下垂)时,宽的锁骨端约 1/2 处位于胸锁关节关节间隙上方(见图 2.45)。

肩部上提时,胸锁关节关节面接触面积最大。因为此处的关节结构向外凸起,当肩部上提时,锁骨

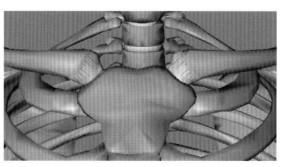

图 2.45 锁骨内侧端

(＊此图来源于上海交通大学医学院图片素材库)

会向下滑动。

3）胸锁关节关节间隙

胸锁关节原本的关节间隙因此进一步向下。在冠状面上，可将运动方面描述为从上内到下外。

技术

触诊胸锁乳突肌的肌腱直到胸骨柄。触诊手指的指腹指向外侧。触诊手指继续向锁骨内侧推进，关节间隙即在指腹下方。如图 2.46 所示。

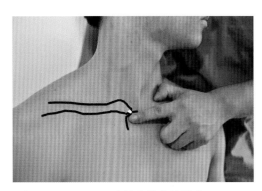
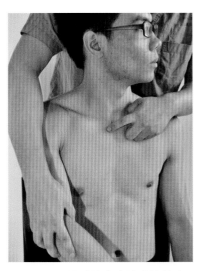

图 2.46　胸锁关节窝的触诊　　　　图 2.47　通过抬高肩膀确认触诊

提示：在此处，胸锁关节关节囊的肿大将给患者造成明显的运动障碍。我们可以通过肩胛带的运动来确定关节位置。迫使上肢向腹中线运动，能带动肩部产生适宜的被动上提（见图 2.47）。

从锁骨内侧端和胸锁关节开始，沿着锁骨下缘向外侧触摸。胸大肌在锁骨附着点附近的肌纤维致密，这给触寻骨缘的准确位置带来了困难。此外，位于胸锁关节尾侧的肋胸交接处的肿胀也会给触诊带来困难。

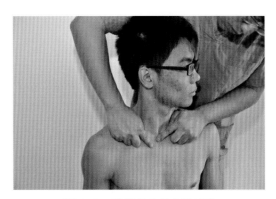

图 2.48　胸锁关节的牵引试验

2.6.3　治疗提示

胸锁关节关节炎会造成局部疼痛，如扩散到下颌以及耳部也会在相应部位引起疼痛（Hasset，2001）。此外，还会引起肩胛带上提运动的限制及对手臂运动明显的限制。一些针对关节运动的测试，例如定向牵引，能够反应关节局部灵活性情况（见图 2.48）。定向牵拉中有锁骨的运动，包括将鱼际外侧对准凹陷处并且拉向外侧、后侧，一部分拉向上。

尤其是可通过指腹触摸关节间隙来获取胸锁关节分离程度的情况。

2.7　腹外侧局部触诊

2.7.1　触诊过程概述

锁骨外侧构成锁骨下窝或锁骨胸肌三角的上界。三角肌边缘的界限或者说是胸肌的锁骨份(见图2.42)。

这是在空间上紧邻的结构,很难区分,通常它们相互协作使关节协同运动。触诊时手指由腹中侧向外侧缓慢的移动,你将会发现几乎每移动1 cm就会触碰到一个新的结构与锁骨下窝和喙突相接触。

2.7.2　局部结构触诊

1)喙突

概述

临床医生站在受检者身后。为了描述触诊过程,这里以受检者右侧结构为例,临床医生采用左手触诊,其右手引导患者的右臂、将肩关节调整至不同的位置,从而产生若干阻力。如图2.49所示。

其他方法的概述

如果在肩部区域的外侧找到了相应结构,应该尝试在其他有难度的情况下触诊。例如,使患者仰卧,举起手臂。

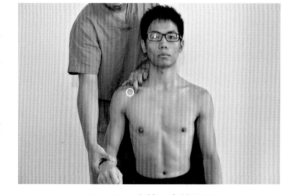

图2.49　肩锁下窝的呈现

技巧

如前文所述,肩关节内收时,触寻锁骨下窝内的肌肉活动相对比较简单。喙突是这些肌肉深处偏外侧的骨性边界。为了触寻到明显的凸起,建议采取以下步骤:

触诊的手指(以用中指为宜)(见图2.50),放在窝内绷紧的肌肉上并停留,通过患者手臂运动使这部分的肌肉放松,此时手指不要移开。随后用示指压向外侧,立刻能感受到喙突边缘内侧的骨性基底(见图2.51)。

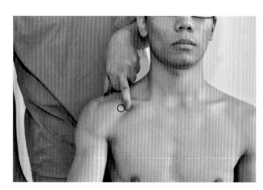

图2.50　喙突内侧边界的触诊

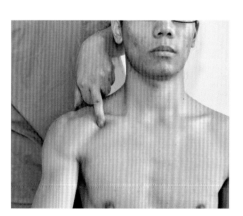

图2.51　肩胛下窝的触诊

再将示指紧贴中指平放,指腹即可触摸到喙突。如图 2.52 所示。

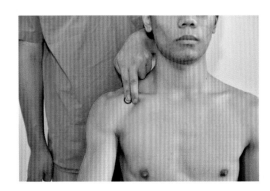 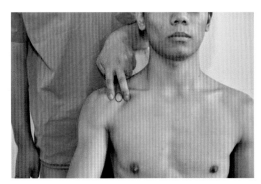

图 2.52　喙突的触诊　　　　　　　　　图 2.53　喙突内侧及外侧边界的触诊

继续向外侧触诊。左手中指停留在锁骨下窝中。示指以中等力度下压并向外侧移动约 1 指宽的距离,如图 2.53 所示。

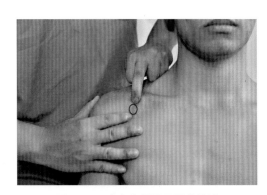

图 2.54　喙突上界及下界的触诊

之后可以确定喙突尖的各个侧面:上、下面及外侧面(见图 2.54)。在体表触诊中,喙突的确是一个有趣的结构。

建议:触诊过程中应注意用力大小,过度用力压迫喙突会令受检者感到很不舒服。

提醒:喙突旁的 4 条韧带和 3 块肌肉,参与了肩部顶部的组成。它是肩部力量的转换点,起到稳固肩关节并将肩胛带拉向腹侧的作用。

喙突的下面对于表示关节盂的空间位置有重要的作用。

关于喙突相关运动的描述

上肢运动时,特别是在抬臂肌群收缩时,喙突相对锁骨会发生位置的改变。同时临床医生可以在患者上肢运动时触寻到喙突的位置,以下是推荐的手法。

用右手手指在喙突顶部和锁骨之间触寻。另一方面肌肉收缩带来了被动的抬臂。运动和增加的肩胛旋转过程中,喙突尖明显靠近锁骨下边缘。对比试验及手臂的牵引术可显示喙突与锁骨的间距。但这并不明显,相伴的肩胛运动幅度明显少于屈肌抬臂运动。三角肌锁骨份的肌纤维紧张和活动会影响触诊。

同时,喙突锁骨韧带的动力性滚动也变得明显,通常只涉及连接稳定肩锁关节。引起的手臂被动运动会使肩关节周围的软组织紧张,从而使肩胛产生运动。

首先在肩锁关节,肩胛骨相对锁骨移动约 10°角,直到关节韧带紧张、锁骨转动。减少潜伏期记录在喙突旁触诊的手指,抬臂时喙突向后向上倾斜,跨过圆锥形韧带并使锁骨向后旋转。

通过选择性的牵拉斜方韧带,会对应地牵引肩关节向前旋转。同时喙突能相对锁骨发生无摩擦的运动,因为通常两个结构之间是囊性结构,少数情况下形成关节。

2)肩胛下肌肌腱

这里存在一个示指可明显感受到的凹陷,标志着喙突外侧缘。外侧必须直接平放在肱骨小结节上。

通过放松下垂手臂的内外旋运动确认位置(见图 2.55)。同时,示指下只有小结节的移动,可以理解为没有喙突的移动。带来手臂端的旋外,斜方肌腱伸张、触诊手指向前压其表面。触诊的示指加大力度压向紧张的肌腱,能够感受到固定和某些带弹性坚固性。

3) 肱骨小结节

小结节的轮廓呈倒置水滴形。

它的尖端向下延伸入肱骨,其上隆起为小结节嵴。结节间沟为其外侧缘边界(见图 2.56)。肱骨小结节是肩胛下肌的附着点,从此处延伸出水平的肌纤维构成横向束,肱二头肌肌腱穿行于结节间沟内(见图 2.57、图 2.58)。远侧的小结节嵴上还有背阔肌和大圆肌附着。

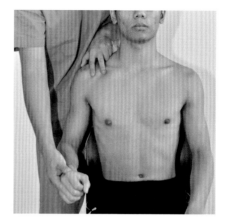

图 2.55　肱骨小结节处

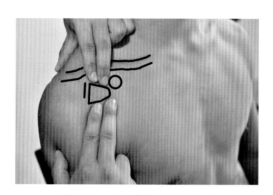

图 2.56　小结节的位置及大小

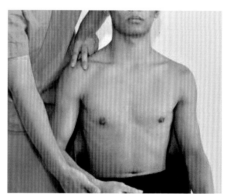

图 2.57　肱二头肌腱沟的触诊姿势

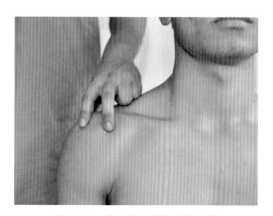

图 2.58　肱二头肌腱沟触诊细节

肩胛下肌肌腱的附着点处可由于超负荷运动引起发炎而产生疼痛。患者保持手臂上抬,会在紧贴肩项的下方感受到这种疼痛。肌腱深份穿行入肱骨头和关节盂之间。

4) 结节间沟

方法 1

中指放在示指目前所在的位置。

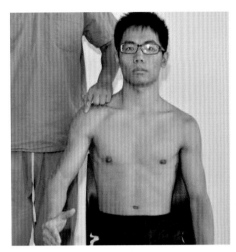

图2.59 到三角肌处

结节间沟比较明显的能触摸到,将示指放在小结节上并向外侧移动触寻。患者手臂持续轻缓地做内外旋运动,同时,检查者手指反复移动来感受结节间沟细长的凹陷,来确认它的边缘(大结节和小结节)。这种方法在较厚的三角肌表面运用时会比较困难。

方案2

如果用前述那种直接的触诊手法触诊结节间沟失败了,则可以使用间接的触诊方法。当患者手臂水平外展时,结节间沟将处于三角肌肌间隙下方。使受检者的手臂保持外展姿势,使得三角肌肩峰份和锁骨份之间的肌间隙变得明显。

触诊手指纵向向下平放在肌间隙上,如图2.59所示。

触诊患者右侧结节间沟时应使用左手示指。

在此姿势下,检查者可感觉到结节间沟就在肌间隙下方。

示指停留在肌间隙上,让患者缓慢将手臂收回到起始位置,如图2.60所示。

触诊手指很可能移动到结节间沟的上方,再次让患者轻轻活动肩关节,转动手臂,证实结节间沟的位置就在示指下方。

治疗提示

肩关节区域较常见的软组织疾病为结节间沟内肱二头肌长头腱腱鞘疾病。针对局部,可使用生理性治疗,即Cyriax法横向摩擦。需要临床医生仔细触诊以确保治疗成功。

要训练检查者触寻不同类型患者的结节间沟,来积累临床触诊经验。

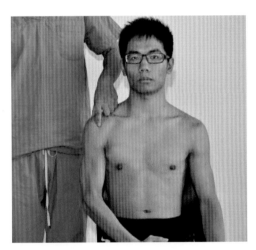

图2.60 肱二头肌腱沟的触诊

肱骨大结节

定位大结节,肩关节外侧结构为触诊区域。

大结节的三个侧面均有肩袖附着:

(1)前面——冈上肌。

(2)中面——冈下肌。

(3)后面——小圆肌。

接下来的触诊目标,就是正确找出结节的膨大处和三旋袖肌的定位点。当这些治疗手段(如横向摩擦)被用在其他触诊体位时,有望更好地解决临床实践中的疑难问题(见图2.20)。

之前已经介绍了结节间沟和结节大致边缘的定位和触诊方法。肱骨骨干3个表面的相关位置都显示了典型的对称性(见图2.61)。

(1)前面垂直于肱骨的骨干。

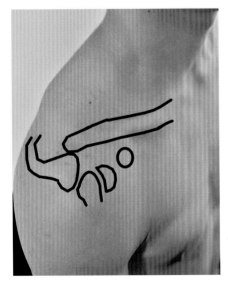

图2.61 大结节面的位置

（2）中面约向后下方倾斜 45°角。

（3）后面反过来向前下方倾斜 45°角，从而和肱骨骨干平行，并处于矢状面中。

触诊技术-前面

伸展示指对准肩峰边缘和直角沟所成的面（见图 2.62）。因为不同个体甚至个体本身的肩峰大小是不同，这个面的大小可能有差异。它的前缘以沟为界。触诊此沟时感觉手指打滑。横向移动示指可感觉出侧面的边界。

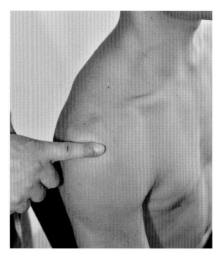

图 2.62 大结节面前部的触诊

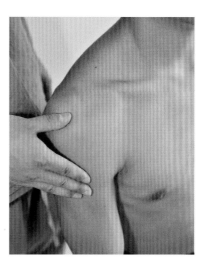

图 2.63 大结节面中部的触诊

触诊技术-中面

从此沟后下方距前面约 2cm 处向中面触诊，这时手指约呈 45°角向后下方滑动（见图 2.63），用大拇指指腹在各面上摸索，也可发现各细小部分。去触诊此面内侧时，用手指在肩峰边缘横向移动，直到触到一个圆形的边界，即下界。

触诊技术-后面

同时用拇指边缘约呈 45°角向后下方移动 2 cm，从而终止于后面结节处。此时，拇指平行于肱二头肌腱沟，如图 2.64 所示。

5）关节盂

从已知的空间方位对关节盂进行完全描述涉及所有必要的结构。它们空间位置的不同决定了肩胛骨位置的不同，从而决定了不同个体胸部形状的特异性。关节盂横向的两边，从前上方起始，肩胛骨直接延伸至脊柱。

关节盂角与水平面约呈向上 20～30° 的夹角，这直接决定个体的胸部形状。平背的人此角更偏外侧，而圆形背的人此角更偏向前。这个调整可能改变不同的触诊体位。而且患者俯卧，侧卧或仰卧也可以改变胸部形状，从而改变关节盂对齐的方向。

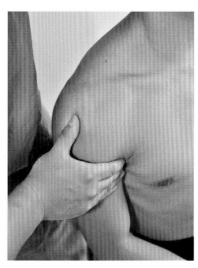

图 2.64 大结节面后部的触诊

因此，治疗师需要可靠的参考点来确定关节盂的确切方位。我们仅用一条连接线就可以确定它的位置，这条直线的起止点是肩峰角和喙突。

技术

为了达到精确触诊的目的,我们把右手拇指上放在喙突后角上,而示指放在肩峰角上,沿着两指顶端作连接线。

在这个过程中,俯视观察,这条线的方向是从后外侧向前内侧延伸,如图2.65所示。

从侧面看,它向前方轻微倾斜(见图2.66),说明关节窝所在平面与矢状面有夹角。

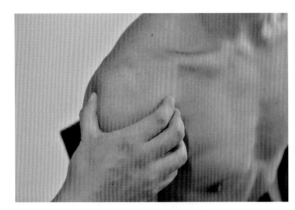

图2.65　从上方观察关节腔

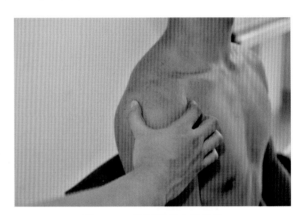

图2.66　从侧面观察关节腔

6) 其他触诊体位

当肩部由静止开始运动时,我们很容易由日常经验推知,两侧关节盂所在平面仍是对齐的。只不过因为患者手臂姿势变化,例如抬高手臂时,连接线的位置也变化了。治疗师首次尝试时,要对关节盂的位置进行空间想象。

2.7.3　治疗提示

关于这个关节盂平面的精确描述是为了介绍实施关节检查时使用的滑行技术,这个技术十分重要。前关节盂平移技术是指对前、中侧和稍内侧的相关空间调整。

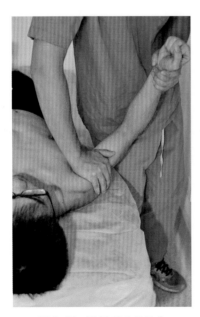

图2.67　肱骨后方的转化

若测试结果不完全相同,则进行测试的治疗师没有得到有意义的结果。

肱骨向后平移技术(见图2.67)的调整必然要朝向足够宽阔的外侧,以使那些敏感的结构,特别是盂唇,不至于受到压迫。

冈上肌-插入技术

外侧的关节结节可于肱二头肌沟正外侧扪到(见图2.61),它是一个有趣的临床部位。冈上肌和冈下肌的重要插入部位处于手臂的生理零点位置,它是很难在肩峰下达到的。

触诊起始体位

让患者躺在病床上,将病床调节至使患者上身和水平面呈30°角仰卧,并保持这个角度。

为了触入冈上肌,需使患者处于前方的结节凸显出来。为此,要使手臂主干朝中间旋转(30°～40°),保持住并稍内旋(90°),使手接触腰椎(见图2.68)。在1984年,这个位置已经被Cyriax描述过,并在1996年被Mattingly及Mackarey的研究所证实。现可得知,位于肩

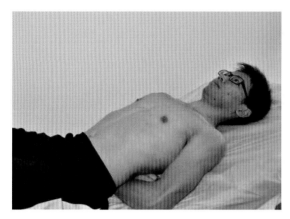

图 2.68　冈上肌插入结构的触诊姿势

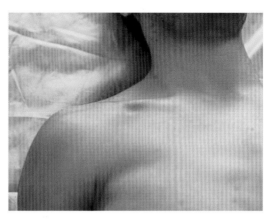

图 2.69　冈上肌插入的位置

峰的前内侧和肱骨一水平骨平面上方有一 1.5～2 cm^2 范围大小的重要的临床插入点(见图 2.69)。

技术

从后方入手,向前面的顶点行进,以找到肩峰边缘的插入位置(见图 2.27)。触诊手指应该这样摆放:将中指指腹覆于示指指甲上并使示指边缘对齐顶端。如图 2.70 所示。

将指腹放在肩峰顶端沿前缘移动,到此平面末时,向下滑动手指,这时指甲平行于肱骨骨干。沿着内侧肱骨骨干的边界,在沟中滑动手指。再横向滑动触诊手指直到平面末,这时手指与平面呈 45°角,再向下至结节平面中部为止(比较图 2.62～图 2.64)。

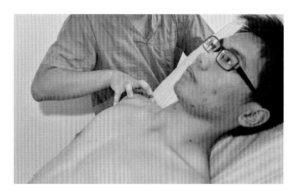

图 2.70　患者和治疗师的姿势、手势

这些触诊实践提示了引起患者疼痛的阈值或者如何在治疗中触寻肌腱部位,使 Cyriax 人体教学中横向摩擦法的意义体现出来。示指内侧对皮肤产生较小的压力。

因此,他还提出,在平面和横向触诊过程中,如果不产生皮肤摩擦牵拉,压力与触诊深度存在一定的关系,如图 2.71 和图 2.72 所示。

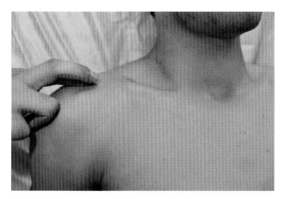

图 2.71　冈上肌的横向摩擦技术

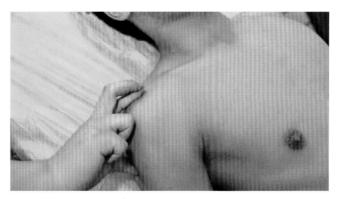

图 2.72　转变技术的前视图

临床医生应该清楚以上的关系,这样触诊手指就可以很轻易地触寻到肌腱穿入点。如果触诊时发现三角肌粗纤维束比肩峰-三角肌滑膜囊位置更高，患者就可能患有滑膜囊炎并伴随疼痛。

此种情况下，触诊过程比较困难。这也提醒了临床医生在触诊冈上肌肌腱的穿入区域时，需用适当的手法来获取患者肩关节功能的反馈信息。

冈上肌肌腱处于肩关节前外侧边缘，其表面积会影响肌腱束在肩关节平面前缘的位置。对肌腱炎进行治疗时：施加压力的方向（向内侧或横向）与横向摩擦的方向基本上是相同的。横向引导施加压力已被证明是符合人体工程学的有利手法。触诊强度要适中，这样可以缓解疼痛。对肌腱炎进行治疗时：使用横向摩擦，要保持持续的压力，并在触诊的两个方向上保持一定的强度。

为了触碰到肌腱深入关节附近的内边缘，在大结节后平面上采用横向摩擦手法，直至触寻至肩峰顶端的前方区域。

> **提示：**采用的触诊手法要符合人类工程学，因此最好调高治疗床，并保持患者的头部与肩部静止不动。

腋区

本节最后再为读者介绍腋区触诊的相关解剖学基础知识。

（1）腋区（axillary region）：位于肩关节的下方，臂上部与胸上部之间。

（2）腋窝（axillary fossa）：当上肢外展时，腋区向上膨隆呈窝状的区域。

（3）腋腔（axiiary space）：为腋窝深部形成的一锥体形的腔，由一顶、一底和四壁围成，是颈、胸与上肢之间血管、神经的通道。

腋腔的构成（及相关的结构）：

（1）顶（roof）：由锁骨中 1/3、第 1 肋外缘和肩胛骨上缘围成，是腋腔的上口，向上通颈根部。有臂丛通过，锁骨下血管移行为腋血管。

（2）底（base）：朝向下外，由皮肤、浅筋膜及腋筋膜构成。

（3）腋筋膜（axillary fascia）：为腋窝底的深筋膜，与胸部和臂部的深筋膜相连续。其中部有皮神经、浅血管和浅淋巴管穿过，呈筛状，又名筛状筋膜。

（4）前壁（anterior wall）：由胸大肌、胸小肌、锁骨下肌、锁胸筋膜和腋悬韧带构成。

与前壁相关的结构：胸肩峰动脉和静脉，胸外侧神经，头静脉，淋巴管（穿锁胸筋膜锁胸筋膜的结构），胸内侧神经（穿过胸小肌的结构），等等。

层次：为皮肤→浅筋膜→胸大肌及其筋膜→锁骨下肌、锁胸筋膜、胸小肌及腋悬韧带。

（5）后壁（posterior wall）：由肩胛下肌、大圆肌、背阔肌及肩胛骨等构成。

与后壁相关的结构：肩胛下动脉和静脉，肩胛下神经（支配肩胛下肌、大圆肌），肩胛下淋巴结，胸背神经、胸背动脉和静脉，旋肩胛动脉和静脉（穿三边孔），旋肱后动静脉和腋神经（穿四边孔），等等。

（6）四边孔（quadrilateral foramen）：上界为小圆肌、肩胛下肌，下界为大圆肌、背阔肌，内侧界为肱三头肌长头，外侧界为肱骨外科颈。内有腋神经和旋肱后血管通过。

（7）三边孔（trilateral foramen）：上界为小圆肌和肩胛下肌，下界为大圆肌和背阔肌，外侧界为肱三头肌长头。内有旋肩胛动脉和静脉通过。

（8）内侧壁（medial wall）：由前锯肌、上位 4 个肋骨及肋间隙构成。

与内侧壁相关的结构：胸外侧动脉和静脉，胸肌淋巴结，胸长神经（以及肋间臂神经、肋间神经的外侧皮支和肋间后动静脉的外侧穿支）。

（9）外侧壁（lateral wall）：由肱骨结节间沟、喙肱肌和肱二头肌长、短头构成。

与外侧壁相关的结构有肌皮神经（穿喙肱肌）等。

3

肘　部

3.1　导论

3.1.1　肘部在功能和解剖学方面的重要性

肘部介于臂与前臂之间，肱骨内、外上髁连线上、下各两横指的环行线为其上、下界。分为肘前区和肘后区。

1）肘关节（articulatio cubiti）

肘关节的主要功能是使手可以做接近躯干或面部的动作，其次是在前臂的位置使手旋转。这种肘关节固定而使前臂旋转不仅在功能上，而且在解剖学上也与下肢中部关节即膝关节有显著区别。

2）肘窝（cubital fossa）

（1）位置：位于肘前区，为尖朝向远侧的三角形凹陷。

（2）境界：①上界，为肱骨内、外上髁的连线；②下外侧界，为肱桡肌；③下内侧界，为旋前圆肌；④顶，由浅入深为皮肤、浅筋膜、深筋膜及肱二头肌腱膜；⑤底，由肱肌、旋后肌和肘关节囊构成。

（3）内容及其排列：自内侧向外侧依次为正中神经、肱血管、尺血管、桡血管、肱二头肌腱、前臂外侧皮神经、桡神经及其浅支和深支、桡侧副动脉。

3）肱尺关节（articulatio humeroulnaris-HUG）

主要控制肘关节的屈伸，桡尺近侧关节（articulatio radioulnaris proximalis-PRUG）主要控制前臂和手的旋转，肱桡关节（articulatio humeroradialis-HRG）与肱尺关节一起进行屈伸运动，配合桡尺近侧关节进行前臂的旋前/旋后运动。

上述3个关节包裹在一个关节囊内，它不仅使肘关节的屈伸有较大的自由度，也保障了关节两侧的稳定性。桡骨环状韧带两端附着于尺骨桡切迹的前、后缘，包绕桡骨头并直接加固桡尺近侧关节。

肘关节的侧面、后面和少数中部骨性结构可以在体表扪及。关节盘除小部分外均特征性地被软组织包裹。因此，通过肌肉的走向和空间位置关系来确定关节所在位置是必需的。例如，欲定位桡骨前部，须由中间鹰嘴和两侧骨髁辨别其在关节深处的位置。

要确定联合关节的位置，对关节面空间精确的定位，需要临床医生来完成。例如，关节间检测在传统治疗中的应用。

除了复杂的骨性体表标志，还有很多结构经过肘关节，如某些肌肉的起止点，可划分出伸肌（肱三头肌外侧头）和屈肌。一些共同通过肘部的肌肉的主要功能是伸或屈手部的关节。特别的是过劳症候，患者逐渐出现明显肘部突起的症状(网球肘),应立即停止运动,并由临床医生确定病变的确切位置。

这些肌肉起点位于肱骨内外上髁连线或其附近。

3.1.2 常见的治疗触诊技能和靶点部位

诊断技术和治疗肘关节的范围是多种多样的,包括测量血压,检查肱二头肌和肱三头肌的反射,电子和冷冻治疗法,横向按摩和其他经典治疗法,以及对关节的病变进行相应治疗。

肘正中静脉位置较固定,并凭借深筋膜、肱二头肌腱膜与深面的血管神经相隔,故临床常经此穿刺,进行输血、采血或插管等。

3.1.3 重要体表标志

运用现有的形态学知识识别和区分皮下深部结构对触诊是很有价值的。这需要临床医生找出组成肘关节结构的体表标志及其空间位置。因此,从不同的角度去标明图示是必要的。

肱骨粗壮的骨干向下逐渐膨大,变得更加平滑。它形成了边沿(缘)和凸起(嵴),终止于肱骨内外上髁,并且有一系列的肌肉附着。

肱骨滑车参与构成了肘关节的主体——肱尺关节;肱骨小头参与构成了肱桡关节。如图3.1所示,肱骨滑车沿矢状轴由前向后凸,沿冠状轴向内凹,其中央有一个纵向延伸的凹槽。

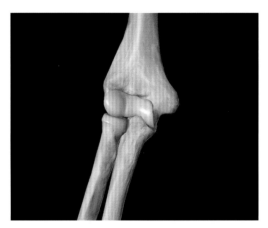

图3.1 肘关节(前面观)

肱尺关节

肱尺关节属滑车关节,在做屈伸运动时,关节的轴线也随之不断发生变化。肱尺关节的轴有3个维度的取向,这使得关节可以在3个解剖面上进行运动。当关节处于伸位时,前臂始终处于旋后位。关节处于屈位时,前臂可自由旋前旋后(Matthijs等,2003)。

尺骨的近端要明显较远端牢固,并且尺骨滑车切迹与桡骨关节凹共同形成了深深内凹的关节腔,大约与尺骨成45°角。肱尺关节主要由尺骨滑车切迹和肱骨滑车构成,可以进行180°范围的屈伸(Milz 1997)。尺骨滑车切迹和肱骨滑车关节面曲率半径大致相同,这使得它们的形态相互契合,从而具有较高的稳定性(Matthijs等,2003)。

尺骨滑车切迹的表面部分有软骨覆盖,其中间部分没有或几乎没有软骨覆盖(Milz,1997)。这就意味着,当屈肱尺关节至肱骨滑车与尺骨滑车切迹中间区域接触时,关节相对不稳定。

自1993年以来,Eckstein等发现一些出版物的报道对此持不同看法。滑车切迹的内壁往往大于肱骨滑车的凹口,因此关节间的支持是无负荷的。随着外加负荷的增加,滑车将进一步向深处滑动直至最后与切迹完全贴合(Eckstein,1995)。

肱桡关节

球形的肱骨小头指向前远侧,并与桡骨关节窝构成肱桡关节。与尺骨相比,桡骨的近侧即桡骨头部

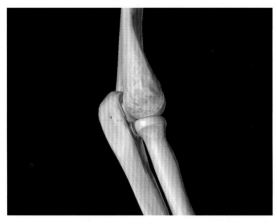

图3.2 肘关节(外侧观)

具有两个关节面,肱骨和尺骨运动的同时其关节也会发生运动(见图3.2)。桡骨头的关节窝和肱骨小头的关节头一起构成了相互咬合的车轴关节。与肱尺关节相反的是,肱桡关节的被动稳定性不是基于肱骨小头与桡骨头的骨性结构的连接,更多的是韧带形成的囊状结构,我们称之为关节囊。在这种情况下,关节囊与韧带产生的张力作用很好地维持了关节的稳定性。而关节面的不规则会使关节囊的滑膜伸进关节腔内即滑膜襞。当腕伸肌的活动加强,前臂处于旋外和旋内状态时,肱桡关节轴负荷压力的60%从前臂传导至上臂。因此,我们就可以解释腕伸肌的肌肉活动可能会诱发关节炎或者压迫滑膜襞的现象。同时,这些也使得关于肘外侧疼痛的研究和关于抓握活动困难的研究产生差别。此外,除韧带松弛和肱桡关节不稳定外,还有其他原因可以导致肘外侧疼痛(O'Driscoll,1991)。

3.2 肘前区概述

解剖学形态上,肘窝位于肘部前区。通常我们对肘部进行触诊的顺序是从肘内侧到肘外侧,最后至肘的后部。

肘窝的轮廓是三角形的(见图3.3),围绕肘窝的结构如下。

(1)内侧肱二头肌肌腹、肱二头肌和肱肌肌腱。

(2)外侧肱桡肌。

(3)中部的旋前圆肌。

在肘窝内,有并行的肱动脉和正中神经,它们穿过肘窝继续走行于前臂的腱膜纤维环之下。

3.3 肘前区触诊部位

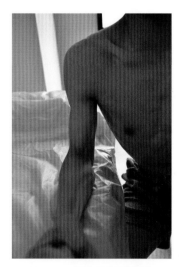

图3.3 肘窝的轮廓肌肉

3.3.1 肘窝触诊摘要

肘窝的构成涉及很多部位结构。从肱骨内侧开始进行细致的触诊,最终可以找到肘窝的结构。在上臂内侧的部位,向下延伸向以下两个方向。

(1)其一,延伸向远端到达肘窝前部。

(2)其二,延伸向远端到达肱骨内上髁的内侧。

在上臂的内侧,有神经丛和血管束行走于肘关节的前部。最终,神经丛和血管束在肘部的某个位置,行径彼此分离。

1)起始触诊体位

肘窝起始触诊体位适用于人体自身触诊练习(见图3.4)。患者侧坐在理疗床前方的治疗医师座椅上。前臂肘部支撑在医师的大腿上。肘关节弯曲,并且在中心位置进行内旋/外旋活动。注意肘部应始终朝上,以保证上臂对肘部的旋转活动没有影响,如图3.5所示。

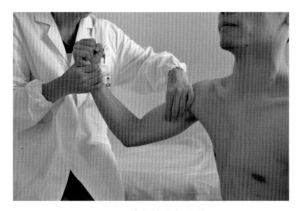

图3.4 肘窝触诊起始体位

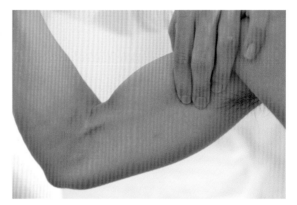

图3.5 触诊前手法

STE的特别之处在于其触诊部位是在肱骨内侧和肘部,优点有以下两个:

(1)触诊区域易于找寻。

(2)肘关节处于不同的位置时都很容易进行活动。

后者的优点在于,当发生关节的联合运动时,肌肉受神经控制而伸长,我们就可以触诊活动的肌肉来辨别它们。

2)其他触诊起始体位

我们还可以采用其他的姿势和手法来找寻这些结构。在这个过程中,我们要确保患者肘关节区域的软组织不受挤压,并且要多次改变肘关节定位。同样,我们也可以触诊自己的上臂。首先我们让肘关节保持一个固定的位置,再用另一只手对上臂内侧和肘部进行触诊(见图3.6)。

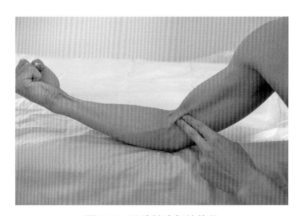

图3.6 手臂触诊起始体位

3.3.2 局部结构触诊

1)肱骨内侧

肱骨内侧的触诊起始于肘前部远端的内侧,以便于找到肘窝的边界。要注意使受检者的肌肉处于完全放松状态,在上臂内侧触诊时可以明显地摸到肱三头肌突出的弧度。

方法技巧

肱骨干的内、外侧之间由肘部屈肌覆盖。此处还可以找到肱三头肌。将手掌张开并稍微抬起,用指腹在内侧轻轻向屈肌肌群的深处按压,如图3.7所示。

在对肱骨干部进行快速的触诊时,可以摸到一些细薄的、纵向移行的结构。触诊时的手法是从前侧到后

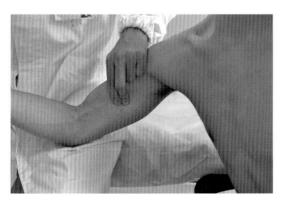

图3.7 肱骨内侧触诊

侧,在肱骨上进行横向触诊。在后侧可以触摸到一些软组织,这些软组织穿过肱三头肌和屈肌肌群成为肌间隔,从而将它们分隔开来。

注意:上述结构中伴行着大量的神经和血管,因此实际触诊过程中,要计量出精确的触诊部位。从上臂的远端一直延伸向腋下,途径的结构几乎都有与肱骨伴行的血管束。

2)肱二头肌

在上肢抵抗外加阻力的时候,我们可以在体表扪到肱二头肌的轮廓。在肱二头肌的内侧缘及到腋下的位置有神经和血管伴行。

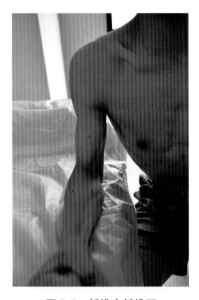

图 3.8　纤维束纤维环
(1)肱二头肌,(2)肱桡肌,(3)旋前圆肌

方法技巧

纤维束和纤维环的触寻:在肱二头肌的肌肉-肌腱交界处,我们可以观察到肌肉持续且轻微的活动(见图 3.8)。肌肉从肌腹向远端逐渐变细,集成为两个肌腱,并分别延伸向不同的方向,最终向中间聚集附着于桡骨粗隆。其前方可触及宽扁的结构,是因为其下存在大量坚韧的胶原蛋白(纤维束纤维环或肱二头肌腱膜)。这些纤维继续向远端中部延伸,止于前臂肌腹筋膜和旋前圆肌(见图 3.8)。

3)肱二头肌肌腱

在肱骨外侧髁的肌肉-肌腱交界处,医生可以摸到肱二头肌的肌腱。当肘部处于前述的初始位置或者尽可能地后旋时,可以明显地感觉到肌腱强劲的维持作用。手指始终顺着肌腱向远端触诊,可以触摸到肘窝的最远端。

4)桡骨粗隆

用力压迫肱二头肌肌腱,向下深入到肘窝的底部,可以触摸到桡骨粗隆。

让患者做屈肘运动,使其前臂进行旋前运动,触诊者会感觉到这个区域的肌腱"消失"了,若重新旋后至原位,肌腱又"出现"了。上述变化可在体表扪及。桡骨粗隆并不能带动肌肉的活动,并且已经证实了前臂这个区域的旋前旋后活动是被动产生的。旋后时,触诊者手指用力,可以触摸到桡骨粗隆,有肌腱附着于此,当桡骨内旋时,桡骨粗隆绕尺骨向后方运动。

在旋转时,桡骨粗隆的位置保持在同一高度远侧 5~6 cm,这在前臂内旋过程中可以感觉到。

注意:对肌腱及其附着点的触诊,与诊断学相关。若肘部活动引起前侧间歇性疼痛,可能表明需要对肘部附着的肌腱进行治疗。前臂被动的内旋会引起桡骨粗隆附近软组织的一些牵连运动,这样通常会造成肌腱附着端和桡骨粗隆(桡侧二头肌肌腱囊)之间的囊结构发炎肿大。

3.3.3　神经-血管束

在上臂内侧,走行两条主要的外周神经和两条大血管。其中神经参与控制前臂和手部的运动。

(1)正中神经。

(2)尺神经。

(3)肱动脉。

(4)贵要静脉。

贵要静脉、深层的肱动脉和正中神经共同形成了神经-血管束结构,这些结构都会在肱骨的触诊中触及。另外,从腋下到上臂的中间有尺神经发出,通过肘关节的后部和内侧,向远端发出分支支配其他结构。

肘正中静脉位置较固定,并凭借深筋膜、肱二头肌腱膜与深面的血管神经相隔,故临床常经此进行穿刺、输血、采血或插管等。

桡血管、桡神经浅支经旋前圆肌浅面向外下行;正中神经穿过旋前圆肌肱头、尺头之间至前臂;尺血管经旋前圆肌深面向内下行。

肘关节动脉网:是由肱动脉、桡动脉和尺动脉的9条分支相互吻合而成,位于肘关节周围,如:①桡侧副动脉↔桡侧返动脉;②中副动脉↔骨间返动脉;③尺侧下副动脉前支↔尺侧返动脉前支;④尺侧上副动脉、尺侧下副动脉后支↔尺侧返动脉后支。

意义:肘关节动脉网构成了肱动脉与桡、尺动脉间的侧支吻合,在结扎肱动脉或其分支时,通过此网建立的侧支循环为结扎远侧部分继续提供血液供应。

这些结构(正中神经和两条血管)最初走行于上臂的肱二头肌肌腱沟,从前面绕至肘关节的后面(通过肘窝),到达前臂。这些结构都是纵向走行,在肱骨内侧区域进行横向触诊时很明显。

方法技巧

1)肱动脉

触诊过程中,受检者要保持肘关节进行适度的屈伸和旋后运动。使用与之前相同的横向触诊技术对肱骨进行触诊(见图3.7)。神经-血管束位于内侧肱二头肌界限的略后方,走行于一柔软的凹槽即肱二头肌肌腱沟。为触摸到这些结构,触诊时手指应略弯曲。

当再次放松肌肉时,在皮肤表面用适度的压力就可扪及肱动脉的搏动。在肘窝的远端触诊效果更好。肱动脉行走位于肘部中心的腱膜纤维环之下(见图3.9)。随后其分支为桡动脉和尺动脉,仅可在前臂远端的近手腕处再次触摸到脉搏。

在肱动脉通过纤维束纤维环的部位,是测量血压最佳位置,我们可以使用压脉带和听诊器在此测量血压。

注意:如果你不确定自己是否已经触摸到了肱动脉,可以尝试确认触诊。方法是先找到手腕的脉搏,然后用触诊肱动脉的手用力按压,如果医师触诊肱动

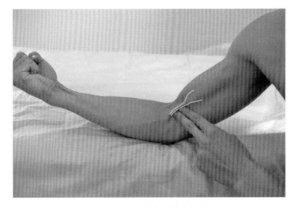

图3.9 肱动脉的触诊

脉的位置正确,那么手腕上的脉搏会变得较弱。除了在受检者患有某些严重疾病的情况下,施加这种压力对受试者不会产生危害。

2)正中神经

正中神经在肘关节以上与动脉伴行,而后降至腱膜纤维环以下,罕见此处结构易位的病例。之后正中神经穿过尺骨和肱骨之间,至前臂中部穿旋前圆肌。肌肉的高度紧张会导致正中神经的压迫性神经病变。

对肱骨内侧进行横向触诊时(见图3.7),要对肱骨施加较大的压力,才能用手指触感到神经滚动。这种感觉在神经触诊中是很典型的。

注意:辨别并行的动脉和神经很容易。显而易见的方法是,神经是没有搏动的,也无法影响到手腕

处的桡动脉脉搏。采用紧张和放松交替的手法进行连续触诊,可以确认神经的位置和走向。这种触诊的方式是安全的。一般情况下,外周神经对短期均匀的压力有很强的耐受性。但有时在按压处周围会出现刺痛感。通过肘部的伸展和腕关节的紧张,会影响触诊起始姿势时正中神经的位置,触诊时触诊者手指要绷紧。

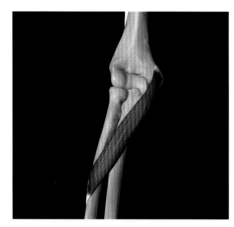

图 3.10　旋前圆肌的位置

3）肱肌

肱二头肌的肌肉-肌腱交界处,其内侧有一个折回。从肌肉-肌腱交界处到肱骨内上髁,形成一条假想的线,从前向内首先连接到肱动脉和正中神经。向内侧行走的线穿过部分肱肌的肌腹,继续向下延伸至尺骨粗隆,确切地说是到旋前圆肌下。为此,医师触诊时将两个手指展平,平放至预计的位置,然后用指腹向肱二头肌的肌肉-肌腱交界处按压肌肉,发生剧烈收缩舒张交替变化的部位就是肱肌确切部位所在。

4）旋前圆肌

旋前圆肌的外侧缘构成肘窝的内侧结构。我们在纤维环的触诊部分已经提到过这块肌肉(见图 3.9)。其始端发起于肱骨内上髁的近端,从前臂内侧斜行至桡骨干,如图 3.10 所示。

方法技巧

首先触诊到肱肌的肌腹,然后逐渐向远端触寻,这样就可以摸到旋前圆肌的外侧缘。通过让受试者进行反复的活动性内旋,可以对摸到的位置进行确认。通过旋前圆肌的边缘可以追踪到肘窝的最远端,而后旋前圆肌走行于肱桡肌的肌腹之下。

5）肱桡肌

肱桡肌是肘关节唯一一块由桡神经支配的屈肌。其扁平的肌腹围成了肘窝的外侧缘(见图 3.11)。肱桡肌在维持肘关节屈曲作用方面,作用尤为明显,前臂的旋前/旋后等动作的完成,也需要肱桡肌的参与。

方法技巧

首先使肱桡肌内侧的肌腹保持向内侧的持续紧张状态,这样就可以摸到肱骨外上髁上缘的近 1/3 处和桡神经。在肌肉发生等长收缩时,它会牵拉上臂外侧的扁平的软组织,通常会使附着端结实地突起,臂部形成一个很明显的凹陷。

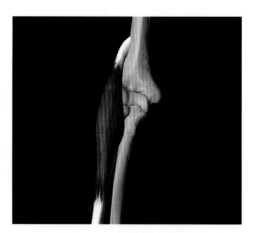

图 3.11　关节间隙- PRUG

3.3.4　近端桡尺关节(PRUG)

肘窝的明显突起处即肱桡肌的内侧缘,就是尺骨与桡骨头相接的确切部位。

方法技巧

触诊者先将手指放在肘窝的中间部位,找到肱二头肌肌腱外侧与肱桡肌内侧缘的间隙。手指向深处偏外侧用力按压,同时使前臂做旋转运动,就可以触到桡骨小头的运动。医师需要不断地在肱桡肌的内侧缘和桡骨头的突起处练习触寻桡尺关节内侧面。

3.3.5 治疗时的注意事项

医师触诊过程比较重要的是能够在肱骨内侧区找到神经-血管束。在学习人体解剖学的课程中,最基础的课程就是学习这些结构所在部位及其作用,所以触寻这些结构是比较简单的。临床医师无论是进行传统的按摩疗法,还是水下按摩疗法,在对上臂进行治疗时,均要注意的指法,要注意保护上臂的内侧和肘部,避免造成任何永久性的压迫或移位。除了这些局部的治疗,还要注意外接治疗的应用。

肱二头肌肌腱的相关知识对于确诊肌腱炎或者滑囊炎是十分重要的。

桡骨小头相对尺骨平移运动,肱骨区域疾病的诊断和治疗,都是在触诊过程中必不可少的内容。我们要知道桡骨小头内侧的范围和其与尺骨的界线,确保力量适度。在肱桡关节上述的诊断测试中,我们通常习惯于要固定肱骨使关节囊松弛,或在近段桡尺关节(见图 3.12),仅仅固定尺骨。

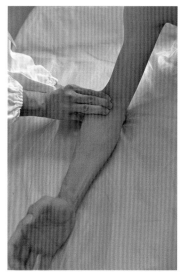

图 3.12 近端桡尺关节的松弛测试

3.4 肘内侧触诊部位

3.4.1 触诊摘要

肘内侧的触诊起始于肱骨干内侧。这里分布有神经-血管束结构发散出的神经末梢,并向肢体远端延伸到达前臂。而后其穿行于骨和肌肉等结构中。当患者患有内上髁炎时,了解各结构的位置和差异是很重要的。

1992 年,Hoppenfeld 使用了一个简单有效的方法,来推测那些起源于肱骨内上髁的前臂肌肉的位置,其触诊初始姿势如下。

触诊初始姿势

我们建议受检者采取触诊练习的初始姿势或者采用在前部触诊初始姿势来代替(见图 3.7):受检者坐在治疗椅上,治疗医师坐在其对面的理疗床上。让受检者手肘支撑在医师的大腿上。与此同时,肩膀上臂弯曲,略加固定。肘部稍微弯曲并进行旋前/旋后调整。

3.4.2 触诊局部结构

1) 肱骨内侧缘

我们返回到肱骨干的内侧,这里是进行股骨内侧触诊的起点,如图 3.13 所示。

方法技巧

首先手指斜向触诊股骨内侧软组织的表面并试着去感受其中的结构。指法在前面的局部触诊已做详细解释。在上臂的触诊中,我们建议采用自卜而上的手法。要想准确无误地找到肱骨内侧缘的位置,就要先摸到内侧的神经-血管束,其走行于肱骨内侧的肱二头肌腱沟内(见图 3.14)。

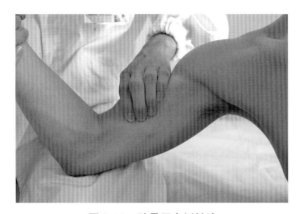

图 3.13 肱骨干内侧触诊

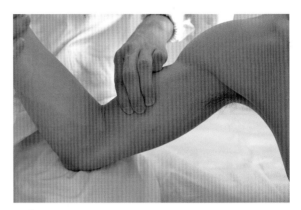

图 3.14 肱二头肌腱沟触诊

2）尺神经

尺神经约在上臂的中间位置和神经-血管束的其他结构分离。继而向上臂背面移行，穿过肱三头肌，并穿过内侧肌间隔（见图 3.15 和图 3.16）。这条穿行的路径长大约 20 cm（Grana，2001）。尺神经通过肘关节的后面走行于尺神经沟内（肘管的起始部位），到前臂在尺侧腕屈肌和指伸屈肌（Pollatsch 等，2007）之间向前臂远端走行。在前臂远端可以重新摸到尺神经。

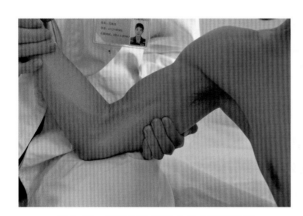

图 3.15 触诊尺神经沟内的内侧尺神经

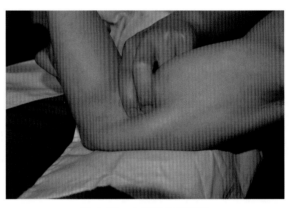

图 3.16 内侧肌间隔触诊

方法技术

触诊时手指从肱骨干的内侧向后侧移动。臂内侧肌间隔是在肱三头肌内侧肌腹处展开的大片区域的膜结构。触诊时很容易感觉到膜的等距扩展。尺神经从上臂前部到隔膜和肱三头肌。触诊时直接对神经横向触诊，神经处于竖直位，手指可以感觉到很典型的滚动感。触诊向尺神经的远端和肱骨内上髁后部方向。

注意：为保证患者安全，只有经验丰富的医师才可以用这种方法触寻尺神经。这个触诊过程需要一些技巧。被动的屈肘活动会使尺神经紧张，伸腕活动也可能引起以上反应。触诊时要有力，手法很典型，用指尖在外周神经处反复滚动。

3）尺神经沟和肘管

在肱骨内上髁后方可以很明显地摸到一凹槽，就是尺神经沟。在其中有小动脉与其并行。

方法技巧

在肘关节适度屈曲（为 40°～70°角）时进行横向触诊，使屈肌过度收缩，离开尺神经沟时手指紧压。

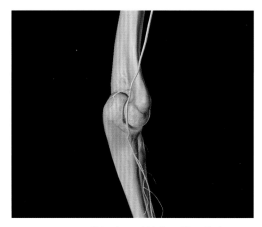

可以很明显地摸到尺神经沟内的神经。

肘关节屈曲时,尺神经非常接近体表,所以这个位置要避免尖锐物体的碰撞。在肘关节发生习惯性脱位和外伤性脱位时,偶尔也可以观察到尺神经。

触诊时,向近端一直到肱骨内侧,可以触碰到尺神经。但向远端就不能像之前那样容易地摸到尺神经,因为它在平齐股骨内上髁的高度进入肘管(见图 3.17)。70%的肘管入口有韧带支持,神经的通道经过股骨内上髁到鹰嘴内。肘部越屈曲,神经在尺神经沟中越稳固,伸肘时,尺神经变松弛。手指要放在股骨内上髁和鹰嘴(肱尺窝)之间,顺着神经走向指尖向远端移动,一直到韧带支持带处,这就是神经的移行路线。

最好的初始姿势是屈肘至 70°～90°角,继续向韧带的远端触诊约 3 cm,可横向找到神经穿过尺侧腕屈肌的腱膜,直到在尺侧腕屈肌和指伸屈肌之间的突起处深入。从局部解剖可以看出,尺神经一直延伸到前臂尺侧的豌豆骨旁。在这里又可以触摸到尺神经。

图 3.17　尺神经沟和肘管内尺神经的走向

肘管的底部可以摸到韧带束。触诊时再次把手指放在肱尺沟,指尖向尺骨侧在尺神经旁移动。尺神经经过鹰嘴的内侧表面,而后走向肘部的内侧远端。到了最前缘进入肱尺关节的关节囊,走在其内后侧。

4)肱骨内侧髁上嵴和肱骨内上髁

触诊方法和技巧

触诊从肱骨内侧开始(见图 3.13),并且沿着肱骨一直走向远端。我们可以很明显地摸到肱骨的远端有一个膨大且其边缘尖锐的突起。这个尖锐突起处是肱骨内侧髁上嵴,由它延伸可以触诊到肱骨内上髁的顶端,这一结构很明显。从这里开始触诊可以触诊到附着在这一部位的所有肌肉。

5)插入肱骨内上髁的肌腱(联合腱头,旋前圆肌)

在肱骨内上髁顶部触诊可以触诊到两个肌腱。

触诊方法和技巧

(1)旋前圆肌:手指从肱骨内上髁的顶部向前到达肘部,会摸到很明显的骨性平坦区域(见图3.18),

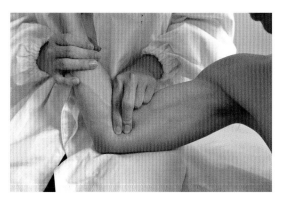

图 3.18　旋前圆肌的起始触诊点

这里就是旋前圆肌的肌腱附着的地方。触诊的手指在这个地方要旋前推去,以确保找到其精确的位置。我们已经知道,旋前圆肌的活动在极少数情况下会引起肱骨内上髁炎症(如橄榄球的投掷运动员,Grana,2001)。旋前圆肌肌腹的高度紧张可以造成正中神经通路的永久性伤害。

(2)联合肌腱起点:触诊者手指从一个肱骨内上髁的顶部(见图 3.19)向远处滑行,直到手腕的前端,你会摸到一个圆形的紧绷的大约 1cm 宽的结构,这一段很短,之后它再次进入较软的肌肉组织。上述结构是 3 条肌肉的肌腱结合在一起的肌腱(联合肌腱起点),其汇聚在肱骨内上髁顶部远端,3条肌肉分别为:桡侧腕屈肌、尺侧腕屈肌及掌长肌(见图3.20)。此外,在深层(不能触及),浅层指屈肌与肱骨头有连接。

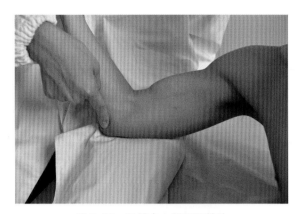

图3.19　股骨内上髁远端触诊

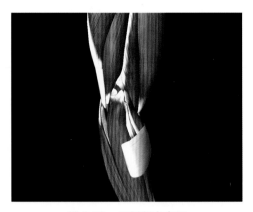

图3.20　尺侧肌肉走行

注意:通过肌肉的活动,可以进行精确的定位。可以使手掌或手指对抗屈曲的阻力,肌腱拉紧,可以马上感觉到来自紧绷的肌腱的反作用力。

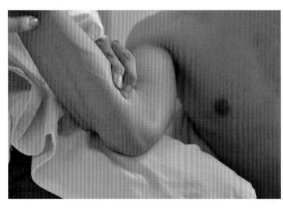

图3.21　联合肌腱其他触诊方法

6)其他触诊方法

联合肌腱起点

找到联合肌腱起点还有两种其他的方法:

(1)使用横向触诊的方法来确定肌腱的厚度及肌腱与肌肉之间的过渡段(见图3.21)。为了更好地找到准确区域,可以让受试者的上臂稍微外旋。

(2)找到联合肌腱起点纵向范围,两侧用示指来限制。同样,手指或手掌进行适度的屈曲活动利于定位。

3.4.3　上髁炎的区别

我们所说的"高尔夫臂综合征",它的症状是肌肉结构粘连。Winkel(2004)描述了3种类型的上髁炎,它们病变的具体位置有很大不同。我们使用的方法属于诊断学,用于诊断和治疗。目的是首先要找到患者疼痛最强烈的部位,然后进行适当的物理治疗或者横向的摩擦疗法。

1)上髁炎的类型

类型1:病变位置在连于内上髁远侧端部的公共肌腱头,病理为肌腱炎症病变。

类型2:病变部位是公共肌腱头的肌腱,病理为肌腱退化(最常见的高尔夫臂综合征)。

类型3:病变部位在肌肉-肌腱交界处,病理为炎症。

方法技巧

类型1:公共肌腱起点为粗大的肌腱直接连于上髁,想要摸到它,要将指肚置于内上髁的远侧端部(见图3.22)。这种情况下,触诊的手指在前臂的内侧。此外,让肘部处于屈位,从而使肌腱放松并且使肌腱附着端露出。为此,受试者的手要处于被动屈曲的状态。

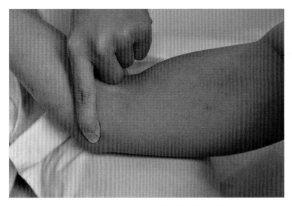

图 3.22　1 型上髁炎的横向触诊

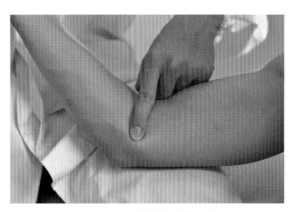

图 3.23　2 型上髁炎的横向触诊

类型 2 和类型 3：医师的示指要在 0.5～1 cm 宽的肌腱处用力按压，发力位置是触诊手的前臂。触诊过程中直接对肌腱发力，移动要顺着肌腱移行方向。想要摸到肌肉-肌腱交界处，触诊手指要继续向远端下滑大约 1 cm。肌肉-肌腱交界处（3 型）的结构变宽，有别于质地很软的肌腱（2 型），如图 3.23 所示。

注意：为了向深处触诊时可以摸到肌腱和肌肉-肌腱交界处，触诊前要使上述结构处于紧张的状态。为此手腕和肘部都要处于伸位。

注意尺神经的走行位与上述结构平行，肌腱和肌肉-肌腱交界在肘管内相距 1 cm（见图 3.24）。实际情况中，上髁炎患者会出现内侧的疼痛，医师要精确各肌肉结构的位置。只要技术方法准确，并且不进行其他的操作，就不会伤害到神经。

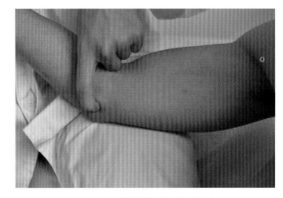

图 3.24　肘关节尺侧神经触诊

2）前臂肌肉的快速定位

以下所列是前面提及的肱骨内上髁的肌肉：

（1）尺侧腕屈肌（从尺骨走向手腕）。

（2）掌长肌（周位浅层肌肉，走向手腕）。

（3）指浅屈肌（周位深层肌肉，走向手腕）。

（4）桡侧腕屈肌（在桡侧倾斜走向手腕）。

（5）旋前圆肌（在桡骨上斜行）。

这些肌肉的一些肌腱可以在手腕部再次触诊到。它们无法通过触诊位于前臂的肌腹来准确区分。只能分辨出旋前肌和指屈肌。

方法技巧

找到前臂肌肉的位置和它们向手掌的走向需要使用一些技巧。最好在自己的手臂上进行试验。触诊前臂时要适度屈曲肘关节。

左手大鱼际小鱼际交汇的地方，放在肱骨内上髁。手指松散倾斜地分散在前臂上。除了小拇指，其余的每一个手指的位置和指向都代表一条源于上髁的肌肉，如图 3.25 所示。

桡侧腕短伸肌起点的改变会造成前臂基本功能的改变。当它出现在靠前的位置，并多次跨过肱骨外上髁的边缘时，会对肘部的软组织有巨大

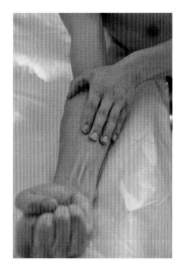

图 3.25　前臂肌肉的快速定位

的影响,形成网球肘综合征。

提示:精确定位肱骨外上髁轮廓的方法是其沿着髁上嵴到两个骨突远端。这在借助远侧覆盖的肌腱对边缘进行触诊时有明显的感觉。

3.5 肘外侧触诊部位

1) 肱骨小头和肘肌

在前臂触诊起始点前方一小段距离处,用指尖以中等力度摁压肘部,可以触到一个圆形凸起的结构,这是肱骨小头的前缘。它的远端直接与桡骨小头边缘相连。

肱骨小头的后缘连接着侧面的鹰嘴,在肘关节弯曲时可以触摸到它们的结构,如图 3.26 所示。

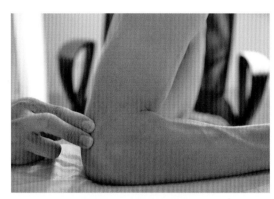

图 3.26　肱骨小头后缘触诊

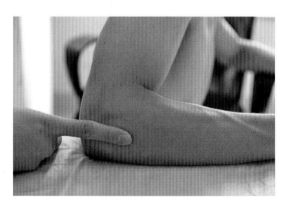

图 3.27　肱桡关节的连接和肌肉的触诊

在肱骨外上髁这片区域,侧面的鹰嘴是有肌肉覆盖的,所以在躯体活动时可以直接触摸此处肌肉来感觉肘关节的扩展和收缩,如图 3.27 所示。

2) 肱桡关节

可以从 3 个方向看肱桡关节的联合:

(1) 从肱骨小头的前方。

(2) 从肱骨小头的后方。

(3) 从外上髁的前缘。

上述各部位远侧触诊时可以触摸到一个小凹槽结构和凹槽后缘,这个结构其实是关节间隙及肱骨小头的边缘,有以下几种方法可以准确地定位这个结构:

提示 1:通过运动来确认

前臂进行旋前旋后的运动,用指尖来触诊,触摸到移动的肱骨小头边缘,就能确认这个关节的位置。

提示 2:简单的触诊途径

在肱骨外上髁及其远端的桡骨外侧面为肱桡关节的所在区域,此处有肌腱插入关节间隙,所以触诊会有点困难。从肱骨小头向后触诊,可发现关节间隙被伸肌腱覆盖,肌腱直接穿过桡骨小头间隙,这里是触寻肱桡关节最佳的区域。如图 3.27 所示。

提示 3：运动触诊

这可以理解为通过运动使鹰嘴处在不同关节间隙位置的方法。在前臂伸展时，鹰嘴结构很明显能被触摸到。

前臂做屈曲动作时，桡骨头会顺着肱骨小头向前滑动，关节囊和关节收紧会让肱骨结构突出，容易触诊。

3）桡骨小头和桡骨颈

桡骨小头的轮廓触诊会在下文描述。值得注意的是，运动会使得桡骨小头的位置和范围相对初始结构状态发生明显改变。

触诊技术

（1）桡骨小头：手指从肱桡关节的关节连接处开始触诊，指尖缓慢地向远侧滑动就可以触摸到桡骨小头，它的外侧包绕着桡骨环状韧带。

在做前臂旋转运动时，用手指触摸桡骨小头可以感受到它的转动。因为桡骨小头的关节凹呈椭圆形，有长轴，所以当前臂做旋前、旋后的动作时，触诊手指可以感觉到这个结构向外突出。

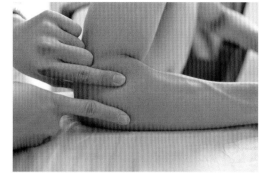

图 3.28　桡骨小头的触诊

提示：需要注意的是，在触诊桡骨小头时，由于其位置较为固定，会影响桡骨小头周围软组织的触诊。这里是指对桡侧腕短伸肌的肌腱和桡侧腕长伸肌肌腹的触诊。当触诊桡骨小头的前缘和后缘时，触觉会十分明显（见图 3.28）。令人惊讶的是，对它的触感，比解剖学图谱或人体模型上体现得更加明显。

提示：桡骨小头上端的位置可以达到肘窝的深度（见图 3.12）。

为了能够清楚地了解桡骨小头与肱骨小头的位置关系和结构，运用基本的诊疗手法来确认参与桡尺近侧关节和肱桡关节运动的肌肉组成是很重要的。

（2）桡骨颈：桡骨头远端变细的部分就是桡骨颈。触诊时用指腹触摸桡骨头，再沿骨骼走行向下触摸到桡骨颈时会有"深陷"的感觉。因为桡骨的周围有肌肉的包裹，从桡骨颈开始就不能直接摸到桡骨了。触诊时摸到位于桡骨头远端的突起就是桡骨粗隆了，这个突起的位置正对着尺侧腕屈肌的肌腹。

4）肱桡肌和桡神经

桡神经越过肘关节屈侧（即肘窝），支配肱桡肌的运动。

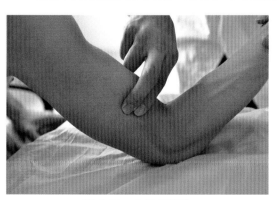

图 3.29　桡神经触诊

触诊技术

首先，从上臂的远端开始触诊。肱桡肌位于桡骨外侧缘，它的肌腹紧张时，可以抗拒很大的阻力并使肘关节屈曲。在肱骨外上髁上缘近端的 1/3 处轻微按压上臂软组织，这个部位就是桡神经的起点（见图 3.29）。桡神经穿行于肱二头肌的内侧深面。

提示：触诊时轻微地按压肘关节背面的外周神经会有明显的感觉：神经会在指尖下滑动。桡神经浅支伴行至肱桡肌的远端,分布于手背桡侧半及桡侧二个半手指背侧面皮肤,能传递浅表的感觉。

3.6 肌肉的起止点和位置

由于肱骨外上髁外侧的肌肉发炎而引起的肘外侧疼痛,俗称"网球肘"(肱骨外上髁炎)。但是,并不是只有这个部位才会诱发这种疼痛。

诊断时也要将肱桡关节的关节炎或者肱桡关节接合处的关节囊皱褶发炎考虑在内。

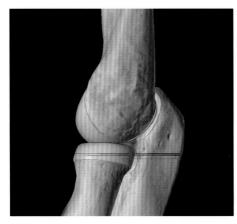

图 3.30 外上髁解剖关系

准确诊断软组织发炎的必要知识

(1)了解肱骨远端外侧的形态学知识,如图 3.30 所示。

(2)桡侧腕短伸肌和指伸肌共用同一组肌腱,并且可以认为它们直接附着在桡骨头上。

(3)这些肌腱直接与肱桡关节的关节囊接触,这会给肱骨远端外侧的肘关节软组织和关节功能的诊断带来困难。

3.6.1 网球肘分型——后侧肌肉附着点

(1)Ⅰ型网球肘——桡侧腕长伸肌的附着点。

(2)Ⅱ型网球肘——桡侧腕短伸肌的附着点。

(3)Ⅲ型网球肘——桡侧腕短伸肌的肌腱。

(4)Ⅳ型网球肘——桡侧腕短伸肌的肌肉肌腱交界处。

(5)Ⅴ型网球肘——指伸肌的附着点。

1)桡侧腕长伸肌

桡侧腕长伸肌直接贴附于外侧髁上嵴,肌腹圆润发达,清晰可见。功能:近侧肢端固定时,使手关节伸展,参与桡腕关节外展及肘关节伸展运动。

触诊技术

桡侧腕长伸肌的起点是肱骨外侧髁上嵴,靠近肱桡肌的起点,它们均在肱骨外侧缘。触诊者在任何情况下的触寻,都是可以触感到肌肉的活动的。这就描述了Ⅰ型网球肘的肌腱附着点的角度。当医师触到了这块肌肉的边缘,就可以轻易地描述它的活动了(见图 3.31)。

2)桡侧腕短伸肌

桡侧腕短伸肌的起点处有桡侧腕长伸肌直接延伸,还有桡侧腕短伸肌细长的肌腹。

触诊技术

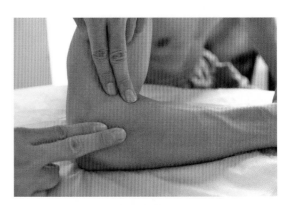

图 3.31 桡侧腕长伸肌的肌肉边缘

经常运动的两个肌腹之间会有一条很浅的凹陷,这个凹陷的边缘是桡侧腕短伸肌的长肌腹远端和短肌腹的起点。可以这样说,肌腹包围着这个凹陷(见图 3.32)。它的前后方分别受到了肱桡肌和指伸肌的限制。肌腹的近端和远端外上髁是肌腱。网球肘中有 3 种类型可以归因于桡侧腕短伸肌(Ⅱ~Ⅳ型,见图 3.33)。

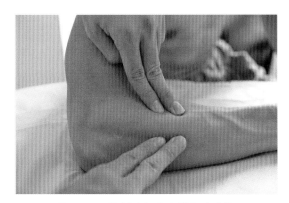

图 3.32　桡侧腕短伸肌的肌肉边缘

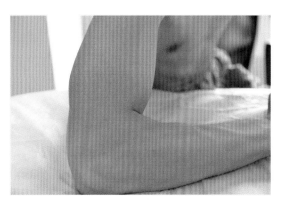

图 3.33　Ⅱ型、Ⅴ型网球肘的位置

3）指伸肌

指伸肌的起点位于肱骨外上髁的前缘，肌腹位于桡侧腕短伸肌与尺侧腕伸肌之间。这个部位描述了Ⅴ型网球肘的肌腱附着点的病变。在临床中证实，Ⅱ型和Ⅴ型的网球肘的许多症状的确诊都与桡侧腕短伸肌的起点病变有着密切联系。

触诊技术

只需要进行一些选择性的手部活动，就可以从指伸肌周围组织中把它区分出来。首先在腕关节屈曲的方向施加一个轻微的阻力，这将导致腕伸肌之间相互抑制。再运用指法（手指的运动，如弹钢琴）可以定位相邻手伸肌的边缘，如图 3.34 所示。

4）尺侧腕伸肌

尺侧腕伸肌的起点在肱骨外上髁的前缘，直接附着在尺骨远端的后缘。

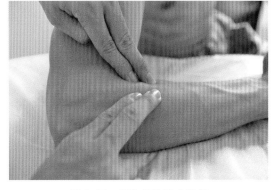

图 3.34　指伸肌的肌肉边缘

触诊技术

要区分出尺骨和尺侧腕伸肌的触诊差异性。触诊时，触诊者直接用手指摁压对应区域，触摸到骨性结构时可以感觉到有很强的阻力。

3.6.2 治疗提示——Ⅱ型网球肘的局部触诊

对于所有类型的网球肘,都是运用横向摩擦触诊激发疼痛的方法进行的诊断或治疗。临床中,Ⅱ型网球肘最为常见,下面我们以它为例来阐述相关的触诊技术(结合Ⅴ型网球肘)。

触诊起始位置

治疗姿势摆放的两个重点:

(1) 在治疗床上的治疗过程中,患者应保持适度的肩关节外展和肘关节屈曲。

(2) 手肘应该微微超出治疗床的边缘,以方便医师行多个角度的治疗。

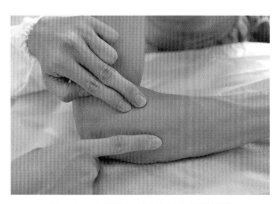

图 3.35　Ⅱ型网球肘的横向摩擦触诊

触诊技术

触诊者手部的触诊技术凭借肘关节的运动,同时灵活运用指垫侧触感。它是一种稳定的横向摩擦触诊技术,由拇指进行触诊,如图 3.35 所示。

拇指的指腹放置在尺骨外侧髁的前缘(见图3.30)。拇指的前缘沿直线向肘关节移动,并且要施加较大的压力。但当拇指往回移动时,要无压力地接触皮肤。

桡侧腕短伸肌的肌腱是无法直接被触感到的,因为它在手指前缘处比较平坦,触诊者很难感觉到它的存在。

网球肘触诊的一个问题是,触诊过程会让患者感到疼痛。处理方法要以缓解炎症产生的疼痛为原则进行:施加中等强度的压力并且方向保持在一条直线上。

> **提示:**治疗师应用这个技术的开始几分钟可能会感到辛苦。因此,我们建议采用有效而省力的技术。我们还建议,对于拇指关节不要采用推压的运动方式,但是治疗手还有整条手臂的时候,要把它挂在几乎水平的位置。也可以双手交替从远端逆行沿着前后方向推压。

3.7　肱骨后端触诊的一般指导

3.7.1 触诊过程的摘要

肘关节的背侧方向:

(1) 热和肿胀的触诊。

(2) 3 个骨突的位置关系。

起始触诊姿势

触诊肘关节的背侧不需要特定的起始姿势。手臂可以采用各种姿势。例如,手臂举起时屈曲或伸直肩关节。

3.7.2 热和肿胀的触诊

肘关节的背面是唯一软组织覆盖较少的区域。因此,在这里触诊关节囊或鹰嘴滑囊肿胀时可以有很好的触感。确切地说,临床医师只有在此区域才有可能触及关节囊发热的症状。

触诊技术

考虑到直接用手触诊背侧会施加一定的温度,触诊肿胀时要用指尖触诊。囊肿可以出现在鹰嘴的内侧或外侧。触诊时要用指尖,动作轻柔,速度缓慢地在关节囊上移动,如图3.36所示。

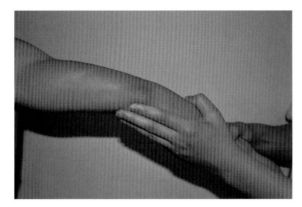
图 3.36 肘关节关节囊的触诊

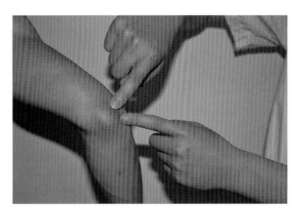
图 3.37 鹰嘴滑囊的出诊技术

鹰嘴滑囊肿胀是可以直接用肉眼看到的。触诊时可以直接感受到指尖下关节液的滑动。如图3.37所示。

3个骨突的位置关系

按比例来寻找骨性标志可以确定关节的位置。这里的"临床参考点"是鹰嘴前端与肱骨内外上髁的连线。在受检者前臂伸直时,鹰嘴前端和肱骨内外上髁连线呈一条直线。而当前臂与上臂呈90°角屈曲时,鹰嘴前端与肱骨内外上髁连线呈等腰三角形,如图3.38所示。

临床意义:当肘关节脱位或肱骨内、外上髁骨折时,三者的等腰三角形关系发生改变。但肱骨其他部位的骨折,不会影响它们的三角形和直线关系。

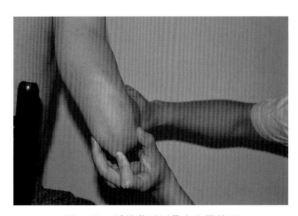
图 3.38 肘关节后侧骨突位置关系

肘后窝

当肘关节伸直时,在尺骨鹰嘴、桡骨头和肱骨小头之间形成一个的凹陷,称肘后窝。其深方为肱桡关节、桡骨头。可作为肘关节穿刺的进针点;当肘关节积液时,此窝可因肿胀而消失。

由于上肢运动的灵活性,使得该区域极易出现损伤,尤其是对一些运动员更是如此。此时,掌握肘部的解剖特点及触诊方法对于临床医师显得尤为重要。临床医师应当在临床工作中不断实践,去积累肘区域疾病的触诊与治疗经验。

4

手 部

4.1 导论

4.1.1 手的功能意义

手和脚的骨骼结构经过了长时间的共同进化。现在仍然能看出两者骨骼的基本组成存在许多相似之处。同时众所周知的是，上肢和下肢的骨骼结构在形态和功能上有所不同，以让人类得以适应直立行走。

手有 3 个重要功能：抓握功能、触摸功能、手势和交流。

作为上肢远端的器官，手能够灵敏地完成各种活动，是一种成熟的劳动工具。Kapandji(2006)描述了各种令人印象深刻的指型。指掌式抓握、镊形抓握(两指间抓握，最常见为示指与拇指)均是手最重要的功能。

盲人总是能识别不同物体表面的材质、纹理和黏度，其精确度让人惊叹。手，特别是指尖处的皮肤上有高密度的压力感受器，使人类的指尖具备高度敏感，能够分辨出微小的差异(辨别能力)。手的感觉反射是皮肤感受器中重要并最具代表性的一种。

所谓的非语言交流包括互动的手势、面部表情和身体姿势，其中，手起到了重要的作用。几乎所有的国家都有典型的手势和手的动作。例如，用示指和拇指相对来表示"OK"是十分普遍的。

4.1.2 手功能多样性的原因

手腕的部分关节和指的部分关节具有较大的灵活度。腕骨(carpalia)的三维结构相互协调，使腕关节可进行屈、伸、收、展运动。腕关节有两个运动轴，有着惊人的灵活性，可在近180°的范围内做屈伸运动。

相对的拇指和其他手指。灵长类动物拇指特有的对掌运动使人类手的功能得以凸显。由大多角骨与第1掌骨底构成的鞍状腕掌关节是这一运动的结构基础。自然放松时，拇指和手掌长轴间成角15°～35°角，与手掌平面成角15°角(Zancolli,1987)。腕掌关节有很高的灵活性，通过对拇指肌肉的解剖，可见该关节运动的完整结构。当然，除拇指外其他手指也参与进行这种相对的运动。拇指对掌且屈某一指的情况下，拇指可与其余四指尖掌侧面相接触。指尖可屈向拇指腕掌关节方向(见图 4.1)。小指和拇指相对运动使得手掌凹陷加深。拇指与小指指尖掌侧相对，而不是指尖相对。这需要手掌侧对向肌肉的协调合作来完成(见图 4.2)。

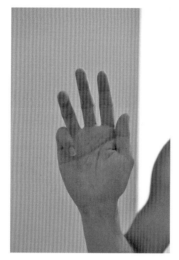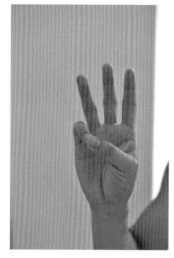

图 4.1　小指屈曲运动　　　　图 4.2　拇指和小指相对运动

4.1.3　骨骼稳定是抓握功能的基础

没有稳定的骨骼基础,手掌灵活性、表达和功能的多样性则不存在。手掌如果没有稳定的中心,几乎不能承受增大的外力,无法完成各种抓握的功能。

这个稳定的中心位于腕(这里指腕前端)和Ⅱ～Ⅴ掌骨基部的过渡部分。这部分特征在于通过关节强直连接。所有的解剖结构,如锯齿状的关节线,复杂的关节面和密集的韧带,都确保了其稳定性和灵活性。

这个腕和掌骨的过渡部分继而形成了骨骼横向的隆起,可参照具有重大意义和漫长进化史的足弓结构。这是腕骨沟(sulcus carpi)的基本位置。

4.1.4　前掌的可塑性

掌骨近端以相互间紧密的关节与腕骨相连。远侧它们通过韧带联合连接,保证了很好的相互活动。因此,手掌一方面可以放平——这对于平面接触很重要;另一方面形成掌凹——对于单手手指共同抓握意义重大。此外,相比于足背的短肌来说,手背部无肌肉群。手部增强的筋膜(手掌筋膜)通过特殊的肌肉拉紧(掌长肌)。

4.1.5　肌肉选择性控制

手的运动中枢在大脑中央前回占据重要位置,其对手多样性运动的精确调控是手功能多样性的基础。以具有重要功能的镊形抓握为例,需要各部分肌单位精确地协调彼此的运动。

4.1.6　TFC-复合体(三角纤维软骨复合体)

这个被称作 TFC-复合体的结构可以维持腕关节尺侧和桡尺远侧关节的稳定性,它是一个三角形的纤维软骨盘。

功能:使腕骨牢牢地锚定于尺骨和桡骨;缓冲腕部尺侧的压力;维持桡尺远侧关节的稳定。

主要组成:尺骨头下方的关节盘,腕尺侧副韧带,尺腕深韧带(尺月、尺三角韧带)和尺侧腕伸肌下腱鞘。关节盘支撑于尺骨下缘至茎突根部,桡骨关节面和桡尺远侧关节有韧带加固。TFC 复合体边缘有血管分布,为组织提供营养。所以这部分可成为直接的痛源,是引起尺侧腕关节病症的常见因素。

4.1.7 腕管的组成

近、远两列腕骨构成一掌面凹陷的拱形结构,即腕骨沟。这一系列的概念很容易混淆。腕骨拱形结构的组成很清晰,接下来看掌骨突出的部分:桡侧,大多角骨和手舟骨结节;尺侧,豌豆骨和钩骨的钩状部分。

腕骨沟的底面是头状骨和月骨。腕横韧带覆盖在腕骨沟上是得此处结构得以完整。Schmidt/Lanz(2003)描述,腕管的直径为8~12 mm。穿过这一狭小孔隙的有:4 条指深屈肌腱,4 条指浅屈肌腱,1 条拇长屈肌腱,以及正中神经。

屈肌总腱鞘(尺侧囊)优先穿过腕管。在局部解剖学中,会单独描述此结构在韧带下的走行(Beckenbaugh in Cooney,2010)。

4.1.8 伸肌腱和它们的分隔

这些负责手掌和手指移动的(非固有)长肌腱,通过前臂的尺骨和桡骨附着于手臂较远端(伸肌和屈肌支持带),终止于手掌和手背。

这些有肌腱通过的管道被称作骨纤维管,总共有 6 条。

从桡侧到尺侧的骨纤维管有以下。

(1) 拇长展肌(APL)与拇短伸肌腱(EPB)。

(2) 桡侧腕长伸肌腱(ECRL)、桡侧腕短伸肌腱(ECRB)。

(3) 拇长伸肌腱(EPL)。

(4) 指总伸肌(ED)和示指伸肌腱(EIP)。

(5) 小指伸肌腱(EDM)。

(6) 尺侧腕伸肌腱(EDU)。

1) 手掌部血管分布

(1) 掌浅弓组成:由尺动脉终支和桡动脉的掌浅支吻合而成。

位置:位于掌腱膜深面。

分支:①指掌侧总动脉,共 3 条,在指蹼间隙处分为指掌侧固有动脉,布于相邻两指的相对缘;②小指尺掌侧固有动脉,分布于小指尺侧。

(2) 掌深弓组成:由桡动脉终支和尺动脉的掌深支吻合而成。

位置:位于骨间掌侧筋膜与骨间肌之间。

分支:发出掌心动脉,在掌指关节处与指掌侧总动脉吻合。

2) 手掌部神经分布

(1) 正中神经:

位置:位于掌浅弓深面。

分支:①指掌侧总神经,共 3 支,与指掌侧总动脉伴行,分为指掌侧固有神经,分布于桡侧 3 个半指掌侧及中、远节指背的皮肤;②至第 1、2 蚓状肌的神经,起自第 1、2 指掌侧总神经;③返支,在屈肌支持带下缘起自第 1 指掌侧总神经,与桡动脉掌浅支伴行,钩绕拇短屈肌内侧缘向近侧走行,支配除拇收肌外的鱼际肌。

(2)尺神经:

尺神经伴行于血管的尺侧→豌豆骨桡侧→屈肌支持带浅面,分为浅、深两支。

尺神经浅支:位置位于掌短肌深面。分支包括:①至掌短肌的神经,支配掌短肌;②小指尺掌侧固有神经,分布于小指掌面尺侧皮肤;③指掌侧总神经,分为指掌侧固有神经,分布于第 4、5 指的相对缘掌面皮肤。

尺神经深支:位置为与尺动脉深支伴行穿小鱼际肌起始部→骨间掌侧筋膜深面,与掌深弓伴行。分支包括:发出肌支至小鱼际肌、骨间肌、拇收肌、拇短屈肌和第 3、4 蚓状肌。

3)腕骨远端触诊(腕掌关节线的触诊)

腕骨远端边界的触诊相对于近端要困难一些。触诊起始姿势为,受检者的手掌掌侧向下平放在治疗桌上,手指略呈屈曲状。触诊者先触寻到第 3 掌骨近端,关节线向桡侧伸展向第 4 掌骨近端,向尺侧伸展到第 2 掌骨近端。

触诊技巧

触诊者的手指指腹触寻近侧端第 3 掌骨或第 3 和第 4 掌骨之间,直至触及隆起结构(见图 4.3)。位于这一隆起结构表面可以感觉到有一个十分狭窄的关节间隙。为了触摸到这个间隙,触诊者必须将手指放在隆起结构的前端当前位置的前端,用力压迫局部的狭窄缝隙来感知这一关节间隙(见图 4.4)。该技巧适用于第 3 掌骨和头状骨以及第 4 掌骨钩骨之间的关节间隙触诊。

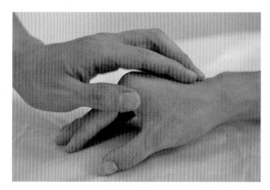

图 4.3 腕掌关节线的定位

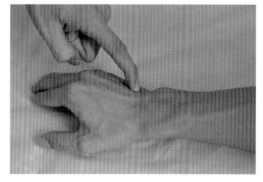

图 4.4 第 3 掌骨近端定位

大约在第 5 掌骨和钩骨之间关节间隙的高度,第 5 掌骨底存在一个体表的解剖特征:形成了尺侧腕伸肌插入掌骨粗隆的结构。这与其近侧结构构成直角。

同样的技巧也适用于触诊桡侧的第 2 掌骨。第 2 掌骨近侧端和第 3 掌骨桡侧的突起结构类似于上述出诊结构。这里插入的肌腱是桡侧腕短伸肌(Rauber/Kopsch,2003)。

一个人完整的腕掌关节线,是穿越腕骨整个范围的相关的关节线(见图 4.5)。在 2 个关节线之间,有约 2 指宽的间隙。两个关节线可根据已触寻到的腕骨定位。

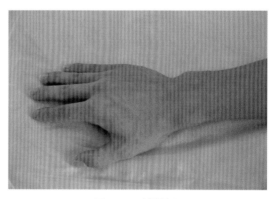

图 4.5 腕骨界限

提示：如果在第3、4掌骨水平的关节间隙触诊有一种尖锐的感觉，说明手掌位置摆放不好。可以调整一下，让手掌向桡侧方向做外展运动，从而更易触寻到关节间隙。否则很难经由这个方向触寻到这个狭窄而灵活的关节线。腕关节关节线的触诊定位，为临床上的手法治疗技术提供了明确的指示性定位方向（见图4.6）。

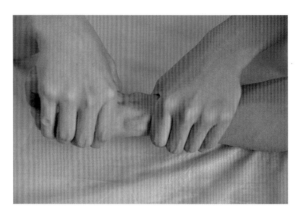

图4.6　横向触诊技术——腕部朝向掌部

4.2　手背部软组织的触诊

4.2.1　触诊途径概述

腕关节的外形和结构都一一明确后，我们将进行以手背为中心的软组织（肌腱，血管和神经）局部定位。触诊途径从桡侧开始，至尺侧终止，广泛地覆盖了手背伸肌腱区域。

起始触诊体位

协助受检者将手和前臂放置在一个平整的台面上，使其放松。通常，医生坐在患者右侧。临床医师为精确触诊背部及手腕尺侧，要求受检者手掌平放时应以掌面向下。检查桡侧结构时，则协助受检者将手掌小指侧向下放置。

4.2.2　局部结构触诊

1）桡侧窝凹（解剖鼻烟壶）

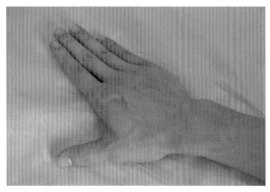

图4.7　腕尺侧边界

在手腕的桡侧有一个三角形的凹陷区域，组成手腕尺侧的边界，或者说是一个凹窝。这个凹窝称为鼻烟壶（见图4.7）。鼻烟壶的位置：当伸、展拇指时，在腕和手背的桡侧，形成一尖向远侧的三角形凹陷。境界：其近侧界为桡骨茎突，桡侧界为拇长展肌腱及拇短伸肌腱，尺侧界为拇长伸肌腱，窝底为手舟骨和大多角骨。内容：有桡动脉通过（故可触及桡动脉搏动）。临床意义：①在此窝内，可触及桡动脉搏动；②当手舟骨骨折时，此窝消失（因肿胀）并有压痛；③此处是切开拇伸肌腱鞘、结扎桡动脉的合理途径。

临床医生触诊时可按压此处，当腕部有炎症时，则可清楚地看见鼻烟壶肿胀。我们通常通过以下列出的结构来确定鼻烟壶边界：

近侧：桡骨远端。

背侧：拇长伸肌腱（第 3 条骨纤维环）。

掌侧：拇短伸肌腱（第 1 条骨纤维环）。

触诊技巧

为了更直观地描述这个桡侧凹窝结构，就需要读者了解手掌背侧相关肌肉的活动及肌腱的位置，从而触寻鼻烟壶所在。受检者应将手掌的小指侧放置于桌面，在医生的指示下将大拇指尽量向上往远离示指的方向伸展（即在径向伸或者展）。如果此时鼻烟壶不清晰，医生可采用拇指伸肌腱触诊。拇长、拇短伸肌腱在远侧会聚。在隐窝的底部，可以发现桡侧腕骨（即舟状骨和大多角骨）。

2）伸肌腱和它们的分隔

那些调节手章和手指运动的长（非固有）肌腱，经过前臂的尺骨和桡骨附着于手臂较远端，终止于手掌或手背。

即使当手和前臂处于伸展运动时，所有的伸肌也都凭借伸肌支持带附着于前臂的骨骼上。支持带通过各自的肌腱附着于骨上，就有了有肌腱穿过的骨纤维管道的走行。这样一来，管中的肌腱就避免了由运动引起的相互摩擦，减少了肌腱炎的发生。

这些有肌腱通过的管道被称作骨纤维管，共有 6 条（从桡侧到尺侧的骨纤维管）（见图 4.8）：

（1）拇长展肌与拇短伸肌腱及腱鞘。

（2）桡侧腕长伸肌腱、桡侧腕短伸肌腱及腱鞘。

（3）拇长伸肌腱及腱鞘。

（4）指伸肌和示指伸肌腱及腱鞘。

（5）小指伸肌腱及腱鞘。

（6）尺侧腕伸肌腱及腱鞘。

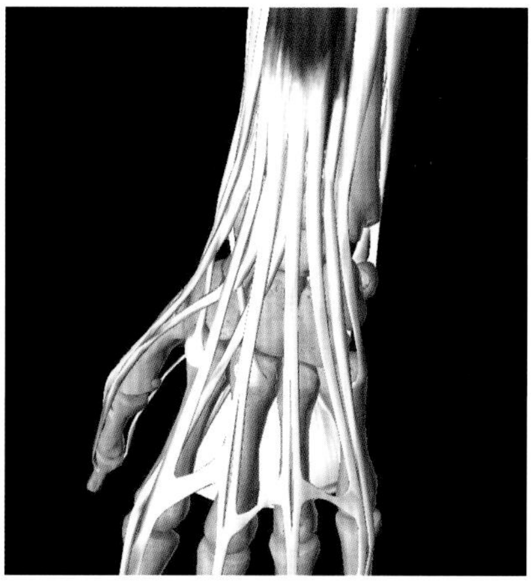

触诊技巧

（1）拇长展肌与拇短伸肌腱及腱鞘的触诊技巧：受检者保持手腕尺侧向下，医生可触感鼻烟壶处拇指肌肉的活动（见图 4.9 和图 4.10）。医师通过触诊可见多数位于掌侧的肌腱成束排列。若受检者停止

图 4.8 通过骨纤维管的肌腱

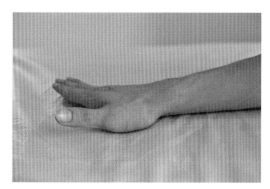

图 4.9 尺侧肌腱走行

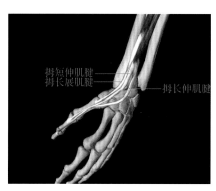

图 4.10 尺侧肌腱走行示意图

手部的肌肉活动,肌腱束也立即停止运动,此时可以触摸到桡侧的腕骨连接。此处有两条肌腱从支持带下方穿过,它们分别是拇长展肌和拇短伸肌腱,支持带正好位于桡骨茎突上方。

注意事项

当拇指做伸展运动时,若伴随节律性不自主的肌肉活动及周期性腱紧张,则有助于桡侧肌腱受损的确诊。

可见止于鼻烟壶的远侧肌腱,有各自不同的特点:

拇短伸肌腱:当受检者伸拇指时,手腕保持中间位置。

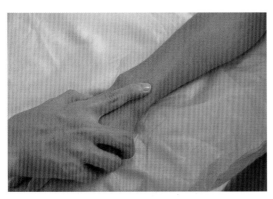

图4.11　桡骨背侧结节的触诊

拇长展肌腱:触诊很难甚至触及不到。当拇指沿与手掌平行的方向用力外展时(侧面相离),可以触摸到此结构。手腕应稍弯曲。该肌腱走行通向第1掌骨的基底部。

拇长展肌腱和拇短伸肌腱是肌腱炎最易发生处,该处的肌腱炎通常为亚急性病症。

(2)桡侧腕长伸肌腱、桡侧腕短伸肌腱及腱鞘触诊技巧:为进一步区分桡侧腕长伸肌腱、桡侧腕短伸肌腱和拇长伸肌腱,我们可以从桡骨背侧的结节(Lister结节)作为触诊起点,如图4.11所示。

受检者换姿势为桡侧手指向下放置于桌面。当手伸展时,伴随有轻微的节律性的肌肉活动,医师可以通过直接触诊感知到指尖肌腱的紧张,即桡侧腕长、腕短伸肌腱。它们共同使用第2条骨纤维环。如果我们利用这两条肌腱不间断地活动继续向下追踪(约2 cm),原本分离的两条肌腱在与拇长伸肌腱交叉前呈"V"形汇合。甚至有可能追踪到这两条肌腱的共同终止点。大多数桡侧腕长伸肌终止于桡侧第2掌骨底,腕短伸肌止于2、3腕掌关节连线的茎突状薄弱处(见图4.5)。

(3)拇长伸肌腱及腱鞘的触诊技巧:拇长伸肌腱以桡骨背侧的结节作为支点。起初沿前臂远端走行,在结节处改道朝向拇指走行(见图4.12)。当受检者持续伸展拇指时,医生可在结节的尺侧感受到肌腱的紧张。

(4)指伸肌和示指伸肌腱的触诊技巧:穿过第4骨纤维管的肌腱邻近拇长伸肌腱的尺侧,指总伸肌很容易被触及。受检者只需像弹钢琴一样轮流抬起手指,需要检查者在触寻时,手指迅速地抬起触诊。而使用这种方法触诊骨纤维管的第2条肌腱——示指伸肌腱,是不能单独触寻到的。

注意事项:当示指来回向桡、尺侧作伸展运动时,可在手背靠近第二掌骨的骨结节处用指尖直接触摸到示指伸肌腱,有时甚至可以看见该肌腱。

(5)桡尺远侧关节的关节腔和小指伸肌腱:对手背软组织的进一步触诊定位于尺骨头周围区域,前臂呈旋后位轻松放置于桌面。尺骨头被两条肌腱所限定。桡侧是小指伸肌腱,通过相关肌肉轻微的节律性运动,可由近至远触摸到该肌腱(见图4.13),位于尺骨头桡侧,小指伸肌腱越过的位置,标志了关节腔所在。第5骨纤维管中的肌腱作为一

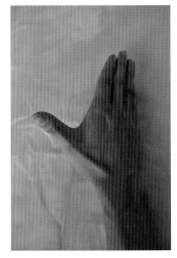

图4.12　桡背侧结节和伸肌腱

个定位标志,进一步确定了关节腔的位置。

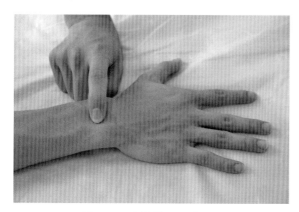

图 4.13　小指伸肌肌腱触诊

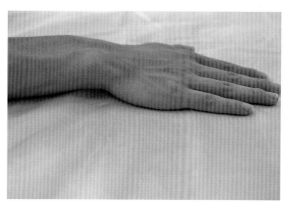

图 4.14　尺侧腕伸肌肌腱

（6）尺侧腕伸肌腱的触诊技巧：位于尺侧并与尺骨头直接接触的肌腱为尺侧腕伸肌腱。在肌肉节律性活动的过程中（手腕向尺侧外展时肌腱紧张），临床医师可在受检者腕骨间清晰地触感到该肌腱。尺侧腕伸肌腱远侧止于第5掌骨底的背面,行程中邻近尺骨头的部分很容易触及。第6个骨纤维管中的肌腱走行在一条较浅的通道中,如图4.14所示。

医师将两手指放于靠近尺骨头的位置触诊,此时受检者前臂旋后,尺骨头看起来像是旋转到了肌腱的下方,但实际上现在尺侧腕伸肌腱仍位于尺骨头的背侧。医师此时的感觉是不准确的,事实上通道中的肌腱保持了静止,前臂旋后时仅仅是桡骨围绕尺骨头做旋转运动。尺骨头总是位于肘屈肌的表面,但仅在旋前肌处才可看见和触摸。旋后时桡骨的尺切迹空隙很大,造成了桡尺远侧关节的不稳定性,刺激并挤压腱鞘。

4.2.3　桡神经,头静脉,桡动脉

神经血管束距离尺骨茎突平均8 cm处（Rabson，2008）,穿过肱桡肌腱与桡侧腕长伸肌及其前臂浅支的间隙（Balakrishnan，2009）。这是前臂中点与中外1/3点之间的过渡段,靠近桡侧和第1骨纤维管的短肌腹。它们在前臂远侧走行于皮肤下,除第2骨纤维管的肌腱外均可被触及。

触诊技巧

桡神经

首先,拇指伸肌的肌腹在拇指运动时清晰看见。握拳（包括拇指）由尺侧伸肌和外展肌群完成。完成握拳动作的肌肉是指浅深屈肌、拇长短屈肌,控制该动作的神经是正中神经和尺神经。当临床医师靠近受检者桡侧肌腹处横向触诊时,指尖下可以触摸到清晰起伏的肌腹。

我们可以根据桡侧的肌腹外形对桡神经进行追踪（见图4.15）。

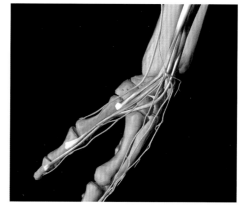

图 4.15　桡神经触诊

第1次能触感到它是在它穿过前臂的位置。接着它横跨第1骨纤维管的肌腱。在桡骨远侧,它走行在第2骨纤维管肌腱之间。Sehnenfach. Rabson（2008）描述它距离桡骨背侧

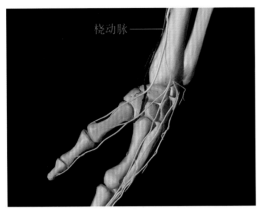

图 4.16　桡动脉分支位置

结节 1.5 cm。

鼻烟壶处除桡神经外还有头静脉,它们横跨鼻烟壶表面。通常情况下二者都可在躯体表面触及,所以这里也可作为静脉注射点。

轻压鼻烟壶处,触摸到基底部的腕骨(舟状骨),在此处可以明显感觉到桡动脉分支的搏动(见图 4.16),72% 的人于该处有桡神经伴行(Robson,2008)。

通常情况下,神经和静脉均在横跨过拇长伸肌腱后与其伴行。触诊的指尖轻轻下压,可横向触诊桡神经。

注意事项:当伸肘屈腕时,将提高桡神经的紧张度,使桡神经的浅支对压力及摩擦力非常敏感,因患者佩戴过紧的手镯或手表常容易引起损伤(称为 Wartenberg 征)。

4.2.4　治疗指导

前文已经强调过,肌腱和腱鞘穿过骨纤维管的位置是炎症易发处。第 1 骨纤维管是滑膜炎最常见发病部位之一。与伸肌支持带水平高度,接近肌肉与肌腱连接处,是所谓的 Quervain 病症好发部位(即狭窄性滑膜炎)。

触诊技巧

1) 横向摩擦第一骨纤维管

为了刺激性诊断或治疗滑膜炎,临床医师通常采用横向摩擦第 1 骨纤维管的办法。让患者的手掌和拇指向尺侧自然伸展放置。这样一来,肌腱仅受到来自腱鞘的压迫力,摩擦时便不会下陷或滚动。

临床医师用另一只手从背侧固定患者的手,示指放置在患处。缓慢轻柔地从掌侧向背侧摩擦,精确地横跨肌腱的横纹(见图 4.17)。触诊手指向回摩擦时,仍需要与受检者的手有皮肤接触,但不需要按压。

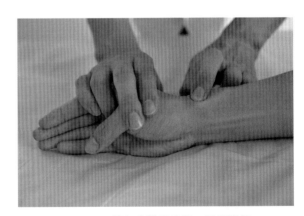

图 4.17　横向摩擦触诊第 1 骨纤维管

2) 横向摩擦触诊第 6 骨纤维管肌腱嵌插部位

另一只触诊手局部触诊的应用实例是横向摩擦尺侧腕伸肌腱嵌入第 5 掌骨底的部位。由于肌腱从桡侧伸向掌骨底,为了施行治疗,应触及肌腱的嵌入点。完成这个触诊需注意两个方面。

(1) 肌腱必须被向下推至腕骨。

(2) 触诊者的指尖应尽量靠近掌骨底部。

若需要行手法按摩治疗,除上述两个方面外,患者手臂应以旋前位放置,以便医生触及其肌腱(见图 4.18)。

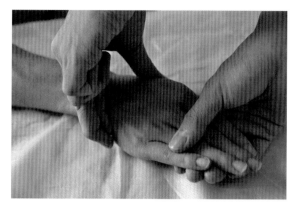

图 4.18　横向摩擦触诊第Ⅵ骨纤维管

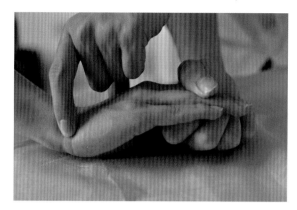

图 4.19　掌尺侧横向摩擦触诊

实际上横向摩擦触诊的方向应由掌侧向背侧(见图 4.19)。如需主要治疗的结构是第 6 骨纤维管的腱鞘,则应使用与治疗第 1 骨纤维管类似的技巧:

(1) 手腕向桡侧外展,稍稍弯曲(不易察觉的程度),使肌腱和腱鞘成线型。

(2) 手指横压肌腱;压迫手掌背侧的运动。

此技巧同样适用于这部分区域其他肌腱触诊与治疗。

因此,我们需要了解手腕边界处的关节辅助结构及手运动的空间关系。

4.3　腕骨的触诊

腕骨是由多块不规则骨构成,其共同组成腕关节远侧关节盘,对于手腕的灵活运动发挥了重要的作用。腕骨排列成两列,从桡侧至尺侧,近侧列腕骨为手舟骨、月骨、三角骨、豌豆骨;远侧列为大多角骨、小多角骨、头状骨、钩骨。由于腕骨在掌侧有肌肉覆盖,腕骨掌侧的触诊要难于背侧的触诊。

4.3.1　触诊技巧

1) 头状骨

触诊从受检者手部腕骨的远端开始。临床医师的手在此处延伸更容易。头状骨在手背从腕掌线(第 3 掌骨底部)向桡骨突出,宽占桡骨的 2/3。头状骨在第 3 掌骨的基础上,每边宽出约 1 mm。头状骨的宽度形成凸弧形,在近端的标记处,如图 4.20 所示。

2) 手背部月骨和舟状骨的粗略定位

临床医师为了进一步区别腕骨,需要将背桡结节和桡尺远侧关节的关节间隙作为参考点(见图 4.11 和图 4.21)。在头状骨和背桡结节连线一半处是舟状骨,从头状骨到桡尺远侧关节之间连线一

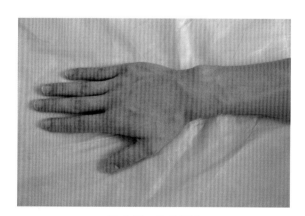

图 4.20　腕骨触诊

半处为月骨。头状骨和桡尺远侧关节的连线指示了月骨和舟状骨的界限。此外,连接背桡结节和桡尺远侧关节的关节间隙,其间有腕骨关节间隙。

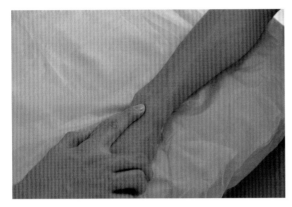

图4.21　手背侧关节间隙的触诊

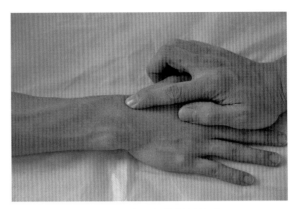

图4.22　舟状骨的背侧触诊

3)舟状骨和小多角骨

临床医师在受检者手部舟状骨的桡侧可以触寻到桡侧窝。它与月骨的边界是我们已知的。通过触诊,临床医师可以清晰地感觉到,在桡侧远端,舟状骨的宽度有一定的扩展性。触诊舟状骨背侧界限时,有一准确的定位(头状骨和背桡结节间连线的一半处),应在桡侧腕骨边缘向深处轻压。触诊时手指在背面向桡侧滑动,到达舟状骨边缘(见图4.22)。大概在第2掌骨底部和背桡结节之间,此处标记的边界,扩展了约桡骨边缘与第2掌骨底部连线的2/3。

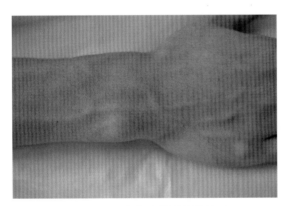

图4.23　月骨与头状骨位置关系

舟状骨和第2掌骨底部之间的填充就是小多角骨。它的头部大约同第2掌骨底部的宽度。在背侧描述大多角骨的位置几乎没有任何意义,因为它与手掌呈水平35°角度倾斜,这个角度使得它的位置变得不那么固定。

4)月骨

月骨在体表的准确触诊位置,在头状骨和桡尺远侧关节间隙连线的一半处。从舟状骨直到桡尺远侧关节间隙及从桡尺远侧关节直到头状骨均可以触及月骨(见图4.23)。

准确地将界限定位在桡侧边缘是通过协助受检者的手部做屈伸运动。临床医师用指尖直接触诊月骨,这种触感是很清晰的。在受检者的手部做伸展运动时,可在手背桡侧边缘触感到月骨。

4.3.2　治疗建议

临床医师在检查患者月骨的灵活性时,要以头状骨作为参考。确切地说,月骨作为掌中侧腕骨,有相对不稳定的结构基础。如图4.24所示。

若手掌部疾病影响了月骨和舟状骨关节连接处,限制了它们的灵活运动,则既限制了近端腕骨的灵活性,又影响了手部的整体运动,如图4.25所示。

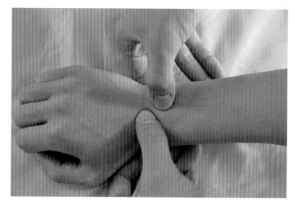

图 4.24 月骨灵活性测试

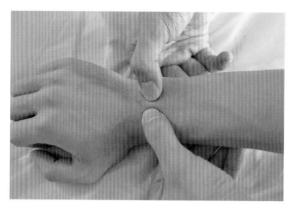

图 4.25 舟骨灵活性测试

4.3.3 尺侧腕骨触诊

临床医师对受检者手部尺侧腕骨的触诊从近端开始,前臂同样如此。建议临床医师位于患者的拇指侧。在这个位置,临床医师可以自由地触碰患者手部尺侧诸结构,如图 4.26 所示。

触诊技巧

1) 三角骨

首先,进行尺骨头和尺骨茎突的重新定位(见图 4.27)。接下来触寻的骨性结构是尺骨头远端的三角骨。在到三角骨的过渡触诊中,可感觉到关节盘的位置。指尖在这里感觉到狭长的凹陷(尺骨和三角骨相对之间),而指尖的前面即三角骨的位置(见图 4.28)。出现凸面朝向尺骨。这里的凸面加大了桡尺两侧的外展运动。因此,我们可以通过运动确认正确的位置。

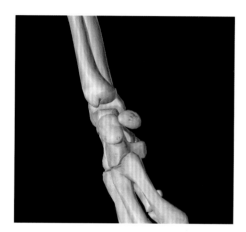

图 4.26 尺侧腕骨

这个凹形的界限为其与月骨连接处,由此,描述了对三角骨的整个范围,如图 4.29 所示。

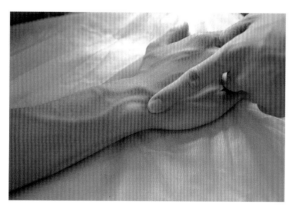

图 4.27 尺侧触诊定位

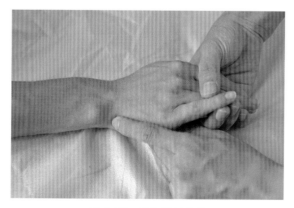

图 4.28 三角骨的定位

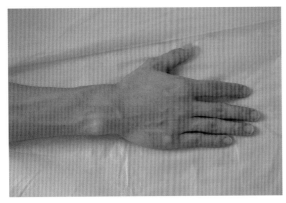

图 4.29　三角骨触诊范围

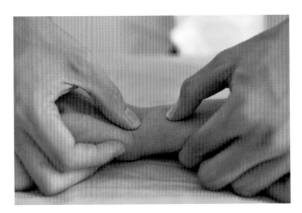

图 4.30　三角骨触诊技巧

因为在三角骨和尺骨头之间存在狭长的间隙,使得近端的界限变得清晰。此处是 TFC 复合体,尤其是尺骨与关节盘所在。

在掌背两侧,用拇指和示指轻轻拿住背侧的三角骨和掌侧的豌豆骨,同样另一手拿住尺骨头,朝相反放行移动(见图 4.30)。这种移动与早先描述的腕骨内的移动,在尺侧体表触诊中应用非常广泛。可移动的程度为临床医生提供了关于 TFC 复合物松散程度的信息,以便稳定尺骨列。

提示:三角骨的定位,原则上是比较简单的,因为它是尺骨头远端最突出的腕骨。但是在一些情况下需要进一步确认三角骨的位置。为了进一步证实,我们采取下列方式:

(1)触诊背部的三角骨,带来了伸展方向上的被动运动,确切地说,是前屈和后伸,轻压时在背侧和掌侧进行伸展。

(2)在桡侧,确切说是尺侧外展运动,通过旋转运动伴随着正常的旋转滑动。随着桡侧外展运动,三角骨在背侧突出,随着尺侧外展运动,重新朝向手掌。所允许的最大运动范围在尺方向上和第五掌骨底部接近尺骨处。

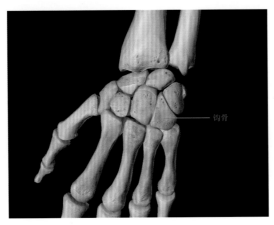

图 4.31　钩骨的触诊

2)钩骨

钩骨明显从尺侧开始且朝向桡侧,到头状骨为止。基本上它也是三角形的,较宽的一面对着头状骨(见图 4.31)。钩骨填充了三角骨和第 5 掌骨底间的空隙,这样一来,便能在手的尺侧边缘进一步感觉到凹陷。

提示:总之,现在认为所有的骨头都能在尺侧触及波形的轮廓。尺骨实际上是凸的,三角骨有一狭长的凹陷,而钩骨又是凸的,显然第 5 掌骨底又是凹的。如果局部检查钩骨的灵活性或者活动方式,就直接在第四掌骨近端基部寻找(见图 4.30)。

4.3.4　治疗建议

临床医师在触诊过程中可以找到手部尺侧列骨中"松散过度的原因"。物理治疗师适当的治疗必须依赖紧握小指并给予局部压力。长期治疗的建议是在患者手部戴上特制的绷带,给予尺侧列骨更多的支撑。

4.4　手掌定位概述

4.4.1　滑动触诊总论

手掌触诊的第二个主要内容是定位腕骨和观察腕管结构。通常采用滑动触诊对前臂末端与腕关节的连接区域进行触诊。

前臂末端被肌腱、血管和神经等结构覆盖,通常只做表面触诊。实际上,前臂末端区域是有骨边界的,可从一侧软组织触诊该边界。

前臂末端更远侧的区域,就是通常人们称为"手掌"的结构。首先触诊结构为拇指和小指(大鱼际和小鱼际肌的触诊)。第一和第五手指骨的固定点(起点)有许多柔软的固有肌肉。随后是腕管的触诊,因易患周围神经压迫症,也就是腕管综合征,该区域受到临床医生的重视。我们可通过精确触诊技术来获得它的位置和范围。

起始触诊姿势

为方便进一步触诊,受检者的前臂最好微微旋前,放置在一个稳定的支撑物上。医生的位置要尽量靠近患者手掌。但当医生触诊腕骨时,受检者应变换姿势,手掌要垂直放置。

4.4.2　桡侧边缘

触摸手掌边缘时需要临床医生具有丰富的触诊技巧和经验。手掌桡侧的轮廓只有在一些特定位置才可以明显地触及到。另外,穿过手掌桡侧的一些肌腱有独自的入口结构,触诊时,需要一定的技巧和施加压力的按压。

肌腱入口可以在手背鼻烟壶处触寻,桡侧的触诊检查可以采用直角触诊手法(见图 4.32),触诊者沿着掌中的肌腱和桡骨的茎突进行追踪,很容易就可以在手掌桡侧发现第一骨纤维管中的肌腱。肌腱的边缘十分明显。但前臂的中间区域向尺侧区域之间的屈肌肌腱排列就错综复杂了。

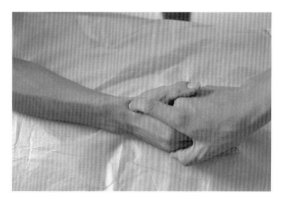

图 4.32　鼻烟壶的触诊

注意事项:如果临床医师想触及手掌桡侧肌腱的边缘延伸部分,需要尽可能地协助受检者屈腕,并抬起触诊的手指,使其钩住肌腱的边缘,并沿着其滑行。如果你成功在手掌侧触诊到了桡腕关节的连接线,与背侧相似,尺骨的基底部也比桡侧低一些,而手掌背侧的桡腕连接线也稍偏向基底部。

4.5 手掌软组织的局部触诊

4.5.1 滑动触诊总论

我们让受检者紧握拳头并屈腕,观察腕关节区域的肌腱。此处通常有 3 条肌腱可见:桡腕屈肌腱、掌长肌腱和指浅屈肌腱。

这 3 条肌腱同其他穿过手腕的软组织,分别规律的分散在手腕不同区域。滑动触诊通常从桡侧至尺侧方向触诊。Netter(1992)将桡侧该触诊区域的结构命名为"桡三角"。滑动触诊从桡侧至尺侧分别触寻下列结构:桡动脉、桡腕屈肌腱和拇长屈肌腱。

4.5.2 局部组织触诊

1) 桡腕屈肌和舟状骨结节

受检者紧握拳头,持续不断地屈腕使手掌活动度减至最低。临床医师从桡侧向尺侧触诊,第 1 条就是强有力的桡侧腕屈肌腱。它位于桡侧最远端。如果屈腕并伴随手腕向桡侧外展,则该肌腱更突显。

将触诊者的手指沿肌腱向远侧移动,就会找到一个很重要的骨性标志点,即舟状骨结节,桡腕屈肌腱并未穿过该点。这些肌腱越过尺骨粗隆,在腕横韧带下方穿过腕管中单独的通道,止于第 2 掌骨底。

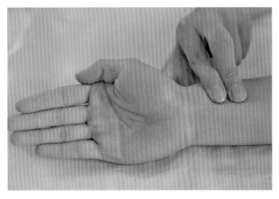

图 4.33 桡动脉触诊

2) 桡动脉

感受桡动脉的搏动是衡量心率最常用的方法,它位于桡侧腕屈肌腱的桡侧,在桡骨平坦的部位可以更加清晰地感受到搏动,如图 4.33 所示。

在局部解剖学课程中,会涉及桡动脉在体表的触诊知识。在腕部,桡动脉在邻近舟状骨结节的背侧会暂时分支,行走于第 1 骨纤维管的肌腱与舟状骨间,穿入鼻烟壶,并且也经过拇长伸肌腱下方,延伸至第 2、3 掌骨背侧之间,常与桡神经的浅支伴行(见图 4.15)。

3) 拇长屈肌腱

桡三角结构中最后一部分是拇长屈肌腱。它也位于桡侧腕屈肌腱的桡侧,但在桡动脉的下方。反复的屈伸拇指关节能很明显地感受到它。稍接近的位置可以触摸到肌腹的收缩。该肌腱是穿过腕管的十个结构之一。

注意事项:当难以区分肌腱之间的差异时,可活动腕部伸肌,利用交互抑制作用使腕屈肌放松。

4.5.3 桡侧结构概论

远端前臂桡侧的可触诊结构从背侧到掌侧依次排列:拇长伸肌腱(第 3 骨纤维管);桡侧背侧结节;桡侧腕长伸肌腱和桡侧腕短伸肌腱(第 2 骨纤维管);桡神经浅支,头静脉;拇短伸肌腱和拇长展肌腱(第 1 骨纤维管);桡动脉;拇长屈肌腱;桡侧腕屈肌腱。

1) 掌长肌

当我们握拳时,腕部凸显的 3 条肌腱中间一条就是掌长肌腱。它穿过腕管延伸至手掌。拇指与小指相对时掌长肌腱的轮廓更加清晰(见图 4.34)。该肌腱引领了正中神经的走向,正中神经行走在掌长肌的下方一同穿过腕管。

掌长肌在整个肌肉骨骼系统的解剖学中具有很大的可变性。约 15% 的人群失去了这块肌肉的功能(Mbaka,2009)。

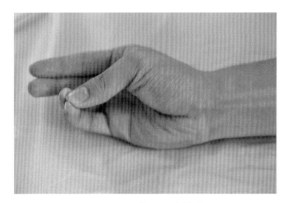

图 4.34　掌长肌的触诊

2) 指浅屈肌

我们建议在上一条肌腱触诊结束的时候再一次用力按压,以便进一步辨认它尺侧的另一条肌腱,当无名指和小指加重按压的时候往往可以更好地触诊。这就是指浅屈肌的肌腱之一。指浅屈肌的行程和指深屈肌相似,4 条肌腱共同通过腕管。

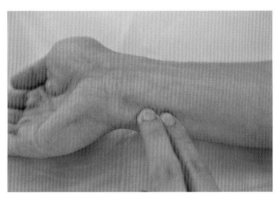

图 4.35　尺侧腕屈肌触诊

3) 尺侧腕屈肌和豌豆骨

不断地弯曲紧握的拳头并向尺侧外展,在手向尺侧大量的拮抗运动中,又多出了一条可触诊的肌腱(见图 4.35)。尺侧腕屈肌凸显,并且尺骨头的远侧就是豌豆骨。

注意事项:该肌腱是少有的可直接观察的肌腱,因为前臂的组织在该处十分薄弱。这里,触诊需要手腕大量的活动,并且触诊位置应邻近豌豆骨。

在本节最后,让我们再了解一下手掌层次结构。掌心部由浅入深共 10 层,其结构特点如下。

(1) 皮肤:厚而坚韧,无毛囊和皮脂腺,富有汗腺。

(2) 浅筋膜:致密,有纤维隔连于皮肤与掌腱膜,并分隔浅筋膜成无数小叶,其间有浅血管、浅淋巴管和皮神经穿行。

(3) 掌腱膜:为掌心部深筋膜浅层增厚而成的腱性纤维膜。发出掌内、外侧肌间隔和掌中隔,附于掌骨。

(4) 掌浅弓及其分支:由尺动脉终支和桡动脉的掌浅支吻合而成,发出 3 条指掌侧总动脉和 1 条小指尺掌侧固有动脉。

(5) 正中神经和尺神经浅支及其分支:①正中神经,发出 3 条指掌侧总神经及其 1 条返支和至第 1、2 蚓状肌的神经;②尺神经浅支,发出 1 条指掌侧总神经、1 条小指尺掌侧固有神经和至掌短肌的神经等。

(6) 第 2~5 指屈肌腱和第 1~4 蚓状肌及其屈肌总腱鞘。

(7) 掌中间隙和鱼际间隙:①掌中间隙,位于指屈肌腱和蚓状肌及其屈肌总腱鞘与为骨间掌侧筋膜尺侧半之间;向近侧经腕管→前臂屈肌后间隙;向远侧经第 2~4 蚓状肌鞘→第 1~3 指蹼间隙→第 3~5 指指背或手背。②鱼际间隙,位于掌中隔与拇收肌筋膜之间;近侧端为盲端,向远侧经第 1 蚓状肌鞘→示指指背。

（8）骨间掌侧筋膜：为手掌深筋膜的深层，较薄弱。

（9）掌深弓和尺神经深支及其分支：①掌深弓，由桡动脉终支和尺动脉的掌深支吻合而成，发出掌心动脉、返支和穿支等；②尺神经深支及其分支，起自尺神经，发出肌支至小鱼际肌、骨间肌、拇收肌、拇短屈肌和第3、4蚓状肌。

（10）掌骨和骨间肌。

5

髋部和腹股沟区

5.1 序言

髋部及腹沟区的局部解剖对于临床医生一直是难点和重点。本章节将在章节末为大家详细介绍此区域的解剖学特征,方便大家在触诊治疗中加深对此区域的了解。

5.1.1 盆部及会阴部

骨盆、盆壁、盆膈及盆腔脏器等构成了盆部,盆膈以下所有软组织构成了会阴部。本章节中,我们会按照该区域的功能单元来介绍,特别会详细讨论髋关节和其周围区域的解剖结构(Reichert,2007)。

5.1.2 骨盆和髋关节功能的重要性

盆会阴部的整体结构主要是由靠下肢运动动物(即直立动物)的运动原理决定的。因此,该区域一个重要的功能是承担身体重量和协助下肢运动。

在生理解剖角度,盆会阴部的首要作用是连接躯干和下肢。相比于上肢和躯干之间的连接结构,即结构精细的胸锁关节,骶髂关节是粗大的、刚性的。由于髋关节面的角度和骶骨空间位置倾斜等原因,骶髂关节内非常复杂,存在许多固定韧带。

骶髂关节和耻骨联合小范围的运动可转移一定的应力负荷,即减震作用。它们并不能持续受力,只是起到为骨盆减震的作用,这些震动来源于脊柱和下肢。

下肢和脊柱之间具有复杂的连接,例如髋关节,可将脊柱运动效果传输至下肢运动。呈伸展状态的髋关节,标准水平位置上为10°~15°。当伸展运动达到最大幅度时,骨盆关节(骶髂关节和耻骨联合)运动幅度很大,它们几乎达到了尾骨旁的位置。此外,从颅到骨盆和骨盆自身的运动都会影响骨盆会阴部。

骨盆的另一个作用是作为躯干部的底座,也可在身体重心转移时作一个支撑结构。特别是经韧带强化的骶髂关节和髋关节部分,它们可以承载较大的负荷来为躯体提供支撑。

5.1.3 常见疾病的病理及诊治

从日常临床实践中收集的髋关节疾病案例是多种多样的,它们差别很大。如果患者主诉臀部和腹股沟区域疼痛,因该区域复杂的功能分化给诊断带来了极大的挑战,因此往往需要临床医师耗费大量的时间和精力来确定疼痛来源。患者的具体疼痛部位可能来源于该区域的腰椎、骨盆的关节或髋关节等结构。骨盆和髋关节疼痛也可能来源于该结构的不同区域:关节囊,软骨下骨,髋关节盂唇的表面,肌肉插入处,肌腱,滑囊,或外周神经。更为复杂的是,机体传导或预感痛觉会延长疼痛时间,扩大疼痛的感知区域,因此疼痛源附近区域也会产生痛觉,导致疼痛定位模糊。

基于上述情况,本书建议在诊断时把骨盆会阴部的肌肉骨骼系统作为整体研究。诊断涉及的症状可能是某个原因引起的,而它涉及整个区域。

髋关节疼痛常见的发病机制

(1)髋关节侧面疼痛:大转子的软组织损伤(慢性肌腱炎,股骨粗隆部滑囊炎)和髋关节牵涉痛。

(2)髋关节后部疼痛:大腿后部肌群插入性肌腱疾病,梨状肌综合征,腘肌综合征,股骨髋臼关节摩擦,髋臼唇病变。

(3)腹股沟疼痛:插入性肌腱疾病(如收肌肌腱),耻骨联合的刺激,髋关节疾病(骨性关节炎,关节炎,关节唇病变,股骨髋臼对撞),压迫性神经病变。

这些疾病仅是髋部和腹股沟部疼痛治疗中比较常见的一部分疾病。而在骨盆后部出现的疼痛,痛源常来源于脊柱或骶髂关节。

在治疗过程中使用一定的技巧可区分髋部和腹股沟部疼痛,多数情况下可以获得比较准确的判断。然而,在没有其他辅助治疗手段且没发现或确定病变的准确位置时,我们可以在触诊过程引入一些针对性和刺激性的测试。

5.1.4 区域结构和形态学知识

要理解区域触诊的指导,需要掌握相关的一些形态学背景知识:

(1)骨盆的骨性结构,尤其是体表可扪及的骨性突起。

(2)股骨近端的几何形状,尤其是它的前倾角。

(3)穿过髋关节的肌肉名称和位置走行。

1)骨盆解剖

骨盆的特殊之处在于它是一个大的环形三维骨性结构,这提示了解剖书籍中骨盆二维解剖图谱的局限性。因此,有必要从多角度对环形结构进行图文对照的讲解。

本章前半部分主要针对体表寻找骨盆的骨性标志进行讨论(见图5.1)。概括来讲,触诊的部分是髂骨和耻骨在体表前面可触及的部分。在本指导中髋部背面下部的局部解剖归到骨盆里(见图5.2)。背面的触诊把坐骨结节作为参考点。

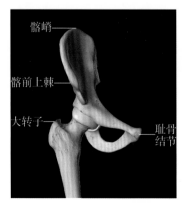

图5.1 骨盆骨性结构

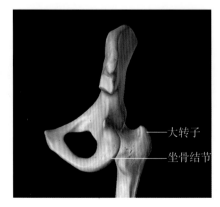

图5.2 骨盆结构(背面)

2）髋关节

从髋关节的几何形状我们可以推断出它易患特异性疾病，如股骨髋臼撞击、摩擦可导致髋臼盂唇损伤和骨关节炎，我们之后会对此进行讨论。此区域出现病变，股骨头和髋臼的生长、骨体形态和空间对位的既定模式均会发生改变，从而使髋关节形态发生巨大变化。

已知的髋臼中心-股骨颈-股骨体角（CCD 角），是股骨头上内侧相对于关节轴的夹角，出生时约成150°角，不同个体大小略有差异。这个角度经过关节 15 年的运动磨损可减至 133°角。在成年人之间和个体的不同年龄阶段，这个角度的大小都可能会有差异。一般来说，医学上将髋内翻定义为此角小于120°角。髋关节的运动会使股骨颈和髋臼边缘之间发生股骨和髋臼的碰撞。当 CCD 角＞135°角时，髋关节发生外翻，它不仅是早期骨性关节炎的一个诱发因素，也可使股骨在盂唇边缘加重受力负担（Matthijs，等，2003）。

两侧前倾角（ATW）可共同决定髋关节的转动程度。在弹性软组织（肌肉和关节囊）运动水平正常情况下，这个角度越大，髋关节内旋的能力就越大。前倾角表示股骨颈相对于髋臼轴向外翻转的角度大小。而股骨体与股骨远端横向连接，股骨最远端为股骨内、外侧髁，如图 5.3 所示。

儿童的前倾角值很大，因此触诊时，医师可以使其进行大幅度的内旋运动。骨骼生长过程中，前倾角大小平均会减小 14°～15°角（Lanz 和 Wachsmuth，2004），在不同的文献中，这个值不尽相同。早熟儿童此角可减少约 35°（Matthijs 等，2003），因此个体间和个体不同生长阶段此角减小值均有差异。

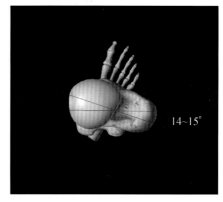

图 5.3　股骨颈角度

前倾角的测量对治疗很有帮助。当侧面有旋转时，股骨在髋关节的向内及向外旋转的程度，应始终是相同的。两侧前倾角一致有利于向内或向外的旋转。这是传统理疗中的经验之谈，但在 Tavares 和 Canto 于 2005 年的研究对此提出了质疑。他们在研究中发现，前倾角和髋关节旋转的程度之间直接联系不大，由此我们可以得到一个重要结论：还有其他的参数可以影响髋关节旋转，例如髋关节的大体几何形状。

股骨的触诊中，与髋关节触诊相关的主要结构是股骨大转子，它是很容易触及的体表结构。股骨其他结构或软组织在体表隐蔽性都比较强，需要以大转子为线索进行触诊。

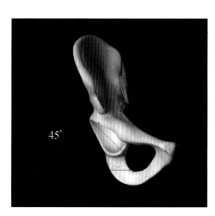

图 5.4　髋臼冠状面横向成角

股骨大转子在体表是一个很明显的隆起。从其后方到外侧，以臀肌粗隆作为外边界，大转子后方与外侧缘之间有 2～3 指宽度的间隙。

在图示和传统的解剖模型中，学者对这个间隙的认识是混淆不清的。由于转子较小，因此骨盆中会留出比较大的空间。

近年来，髋关节髋臼骨的几何形状已经得到研究证实。它与3 个轴面所成的角各不相同。在冠状面上，横向成角：儿童约 60°角，成人约 45°角（见图 5.4）。髋臼窝横向平面往往是不均匀的，从矢状面向侧面倾斜。上部角度约 20°角，较低处呈 45°角，因此这个角度的髋臼窝的扭转比较明显。在矢状面内，当髋臼朝后方倾斜时，可由约 30°角的髋臼缘的切口看到下方和前方。

3) 股前区软组织

股前肌群所处位置通常被划分成两个三角形,有利于容易、快速地定位该区域内相应结构:

(1) 股外侧三角形(见图 5.5)。

(2) 股骨内侧三角(见图 5.6)。

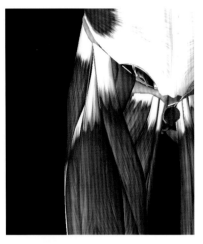 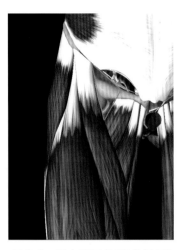

图 5.5　股外侧三角(绿色标记)　　图 5.6　股内侧三角(绿色标记)

股外侧三角以下列结构为界:

(1) 阔筋膜张肌(肌腹内侧缘);

(2) 缝匠肌(肌腹外侧缘)。

准确来说,这不是一个三角形,而是一个向上的箭头,缺少三角形的第三边。参与形成此三角形的肌肉均与髂前上棘(ASIS)相联系。它是前骨盆最重要的体表骨性标志。

深面的"三角"位于脊椎和股直肌下方。

股骨内侧三角是真正意义上的股三角,最早由意大利解剖学家 Antonio Scarpa(1752—1832)提出的。它是由以下部分组成:

(1) 缝匠肌(肌腹内侧缘)。

(2) 长收肌(肌腹内侧缘)。

(3) 腹股沟韧带(位于腹股沟内的韧带)。

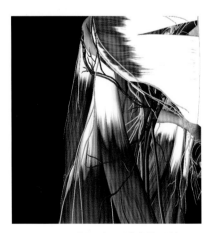

有关这个三角形的解剖定位知识可帮助医师寻找病灶部位,而且其中屈肌和内收肌组织的解剖结构具有重要临床意义。此外,此三角区域尚有神经和束管系统经过。

此处经过的结构(由外侧至内侧)包括以下部分(见图 5.7):

(1) 股神经。

(2) 股动脉。

(3) 股静脉。

血管通过腹股沟韧带间隙,神经通过髂腰肌的肌肉间隙,一起伴行离开骨盆。腹股沟韧带是腹外斜肌肌腱下缘增厚卷曲形成的,所以它不是传统意义上的韧带,它位于髂前上棘和耻骨结节之间,

图 5.7　股三角区域脉管系统

是另一个重要的体表标志。横向走行的髂前上棘表面是平坦的,在腹股沟韧带和其不断上升的内侧逐渐变细并容易观察。一些体格偏瘦的患者,他们的腹股沟韧带和腹股沟的位置是一致的。在此不再进一步讨论腹股沟的腹股沟淋巴结。

4)耻骨联合

耻骨联合是骨盆环的重要组成部分。明显的髋骨运动,对骶髂关节也有很大的影响。这意味着,耻骨联合使骨盆环成为人体最耐运动影响的带状结构。

耻骨联合长 4~5 cm,体积较大,由颅腹侧向背尾端倾斜约 45°,在体表外观上很难观察到(见图5.8)。耻骨联合的两个耻骨支之间是一个纤维软骨盘。软骨盘的厚薄并不均匀,软骨盘中间的缝隙(关节腔)随着年龄增长而逐渐增大。从 30 岁起,这种滑膜基本定型。耻骨联合通过耻骨上韧带和耻骨弓状韧带维持稳定,耻骨弓状韧带起主要作用。这层致密的弧形纤维束直接从股薄肌内侧穿过,延伸至耻骨支。需要注意是,过大的剪切力会刺激皮肤。大的剪切力可以在这里引起刺激。这时,耻骨联合在矢状面和水平面上分别平移 2.2 mm 和 1.3 mm(Meissner,1996)。

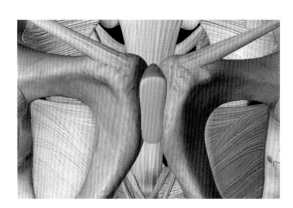

图 5.8　耻骨联合

耻骨联合区域具有丰富的神经支配(腹股沟和生殖股神经,$T_{12}\sim L_2$,阴部神经,$S_2\sim S_4$),因此这里是一个潜在的痛源和体表疼痛感受区域,它可感受大腿内侧、肛门、生殖器、腹股沟处的疼痛。耻骨联合关节疾病可分为 4 个阶段,往往会导致其结构不稳定。触诊定位在受刺激的肌肉结构,即的内收肌,这类触诊可能涉及耻骨联合。

5)髋部的重要结构

髋部重要的触诊区为坐骨结节及附着其上的肌腱。股二头肌、半膜肌和半腱肌在它们肌腹上部起于共同的肌腱。

肌腹的近股骨端是由斜向内侧而不是正中线来分隔的,在斜线内侧可观察到坐骨结节。

肌腱起始处的纤维(尤其是股二头肌)在某些情况下甚至可以走行至髂韧带结节处,从而增加韧带紧张性,因此理论上其有直接影响骶髂关节运动的可能。

这个肌群的功能具有协同作用(伸髋关节屈膝关节)。根据近端的附着点,它们都属于骨盆矢状面的肌肉,具有调节和预防骨盆下落的作用。远侧端到膝关节处为止,在膝关节活动的止点它们的活动性最强。它们能制约小腿过度向前摆动,防止跟骨前置及触底反弹这种被动结构的联合。

坐骨神经经坐骨结节和股骨大转子之间沿此肌群间下行,支配髋关节的屈伸和运动,并对其走行部位邻近肌肉有内收紧张作用。肌肉受伤形成瘢痕后,如果长时间坐位、快步行走或过度拉伸肌腱,神经就会受压迫,造成邻近肌肉的剧烈伸展运动。

6)滑囊

肌肉的骨性突起和从骨旁斜行通过或抽入形成了大量滑囊结构。图 5.9 显示了临床上可能出现滑囊炎的部位,出现的症状通常很明显。

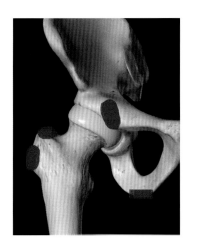

图5.9　易出现滑膜炎的部位(红色标记)

在图中，它们分别是：

（1）髂耻滑囊：髂腰肌底部和髂耻隆起围成的腔隙内，腹股沟韧带下方由肌肉走行穿过而形成。

（2）股骨大转子滑囊：位于臀小肌内面及肌腱下。髂胫束的侧面，而不是股骨粗隆间滑囊。

（3）坐骨臀大肌滑囊：在腰部后内侧可发现坐骨结节，可帮助减少坐骨结节与臀大肌之间的摩擦。

5.2 侧面局部触诊

5.2.1 结构的触诊概述

（1）大转子。

（2）前角（ATW）。

（3）插入股骨大转子间的滑囊。

5.2.2 简化触诊过程

这是对易于找寻结构的探索。首先，是定位大转子，这一结构用手即能感碰到。用于触诊感知局部软组织（滑囊和穿行的肌肉）的疼痛，以及前角，主要位于股骨的几何近端。

ASTE（起始位置）

受试者取俯卧位，手臂经身体两侧靠近脚踝。俯卧位患者的症状表明髋关节或腰椎需要治疗。对边界和表面股骨大转子的定位对前角（ATW）是必需的，髋关节处于旋转状态时弯曲膝盖。临床医生站立在对侧观察。

5.2.3 个别结构的触诊

1）股骨大转子

股骨上端几乎是唯一可以在体表直接定位的结构，股骨大转子是髋部侧面重要的定位点。股骨大转子及其周围的区域为一些从骨盆走行到这里的肌肉提供了附着点。此外，它还延长了髋关节运动的动力臂，从股骨的几何形状来看也可得出这一结论。沿着股骨大转子可以找到横向和近水平的髂嵴（Reichert 2007，S. 67），这是肛门裂的起始处。

触诊技术

寻找大转子应在该特定区域进行平触诊，降低施加压力的力度，确认桥台样结构的位置。垂直触诊可触到大转子的上、前、后缘（见图5.10）。以拇指和示指分别按压大转子的前后缘，就能明显地观察到它的轮廓。直接从侧面感觉转子区域，保护滑囊和穿入其中的盆部肌肉。

小建议：由于这一区域往往富含脂肪，所以触诊的时候需寻求定位的帮助。为此，临床医师可以略弯曲膝关节，使小腿内旋而髋关节外旋。这时，用手指触摸转子的下面，根据手指的触感上下移动手指，这

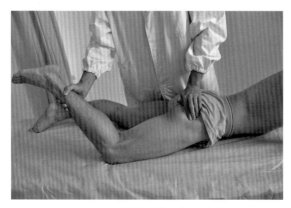

图5.10 股骨大转子体表触诊

样,转子的边缘和侧面都能定位。

2)前角(ATW)

ATW可作为评价确定髋关节内旋程度能力的指标,是通过髋关节附近有弹性的软组织(被膜和肌肉)增加髋关节内旋的能力来实现的。对于脑偏瘫的儿童,要在反旋截骨术之前进行确认。触诊确定或者说估计ATW的方法可以追溯到1909年的Drehmann。测角仪测量的角度位于触诊时大转子最外侧的鼓胀处(Ruwe,1992)。这种快速定位具有很高的准确性。Ruwe指出粗隆部突出角度测量误差约为4°角,而在术中的测试仪的测量误差为5°角左右。Chung(2010)再次验证了这种测量的可靠性和有效性。

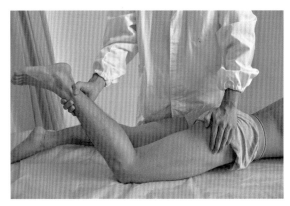

图5.11　前角触诊—步骤1

触诊技术

膝关节弯曲程度以髋关节能自由旋转为宜,并调整到矢状面上。触诊的手横向置于转子上并与其广泛地接触(见图5.11)。

髋关节内旋,小腿被横向牵引至矢状面。现在你应该能够想象到,内旋的股骨大转子在股骨头周围划出了一个弧形。

如果转子已达到触诊的位置,且从横向能明显感觉到,则停止内旋(见图5.12)。此时股骨颈在冠状面上,可以判断前倾角(估计角度或用量角器测量)。

平均而言,前倾角为10°～16°角(Schneider等,1997)。部分值的测量依赖于图像计算的方法,具体方式依个体内(约5°角,Schneider等,1997)和个体间的差异而定。

股骨大转子的滑囊和插入点结构

当患者患有股骨大转子滑囊炎和肌腱炎时,疼痛出现在臀部后外侧。图5.13指明了根据Omer Matthijs和Pfirrmann(2001)的工作共同总结出的臀部滑囊和插入结构的位置。

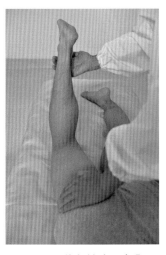

图5.12　前角触诊—步骤2

从后向前可以明显看出,滑囊和插入结构的位置是连续的。大滑囊覆盖后关节面的股骨大转子、臀中肌肌腱的远侧、侧面部分和股外侧肌肌腱近侧部的起源处(Pfirrmann等,2001)。经学者验证,滑囊炎会对大转子造成直接的压力,特别是对横向位置结构。AIOM(国际整容外科医学学会)的研究结果显示,在髋关节的不同位置插入肌腱或发生滑囊炎进行直接触诊时感觉是不同的。开始是在ASTE侧位置(图中未标出)。

(1)通过触诊的疼痛部位定位转子。

(2)触诊时要反复地进行外展。

外展时疼痛强度是不恒定的,这是股骨间粗隆部的插入肌腱使

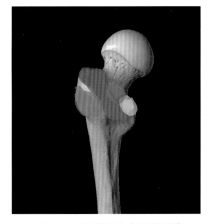

图5.13　滑囊及肌肉附着区域

得滑囊炎加重的缘故。这是可以通过手指交叉按摩股骨转子来治疗的。

5.3 背部局部触诊

5.3.1 触诊结构概述

（1）坐骨结节。

（2）腿部肌群。

5.3.2 简化的触诊过程

下面我们来探究一个容易寻找的体表骨性结构，即坐骨结节。其上附着着坚韧的韧带，是保护骶结节韧带及增强伸肌（腘绳肌）的主要结构。这块肌肉的腱性部分终止于股骨结节，触诊时可感觉到似普通种子般大小的结构。

ASTE

受试者取俯卧位，手臂置于身体两侧指向脚踝方向，仅需适当调整患者的髋关节或腰椎所处位置。而触诊腘绳肌肌腱起始处则比较容易，当患者侧卧位并使髋关节弯曲时更是如此。

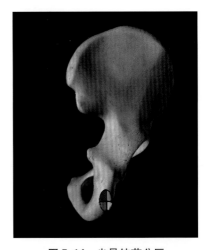

图 5.14　坐骨结节分区

5.3.3 个别结构的触诊

1）坐骨结节

坐骨可分为上下两个分支，在两支骨会合处有向后下凸起的粗隆，即坐骨结节，当人采取坐位姿势时，坐骨结节恰好与凳面接触，所以身体"坐位"时重量大部分由它来承担。结节的纵轴垂直于骨盆呈内下到外上方向。骶结节韧带插入结节的中间部，股四头肌起始于结节外侧部。其椭圆的背部可分为几个象限（见图 5.14；Williams，1989）。

很明显，半数的大腿肌群均稳固地附着于转子上，其内下方和大收肌共同位于坐骨结节滑囊。

触诊技术

（1）变化：触诊的手指从股骨大转子处移动到股骨间粗隆间。结节的中间和侧面边界大约有两指宽。这个空腔位于股方肌与坐骨神经之间，坚硬的边界沿结节走行，病理情况下可出现摩擦。

（2）变化：使用叉状手型（拇指内侧）向内侧臀沟处按压直到拇指遇到结节的阻碍，如图 5.15所示。

首先触诊到结节前端的结构，对后续触诊及诊断至关重要。

2）大腿肌群

我们的目的是感觉到肌肉组织及其插入结构的边界。肌腹在膝关节屈伸用力时比较明显，如图 5.16所示。

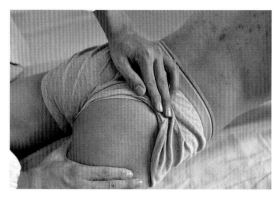

图 5.15　坐骨结节触诊

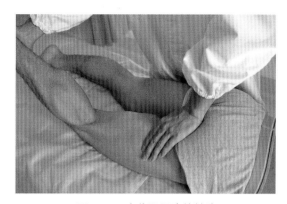

图 5.16　大收肌肌腹的触诊

触诊技术

（1）肌腹：当大腿持续不断或有节奏地活动时，我们可以触感到部分肌肉的边缘。触诊结果表明，大腿后部肌群不是直行，而是斜行的。它们走行的方向不同，近端和中间肌群走行至坐骨结节。

> **提示：** 受检者俯卧位时近端的肌肉功能近似，所以不应该让受检者膝盖过度弯曲及活动过多，否则有发生肌肉痉挛的风险。如果你想引出腿部肌腱或插入肌腱的明显活动，则应采用 ASTE 使腿自由悬垂。这样受检者可能会出现膝关节屈伸或髋关节屈伸活动。因此，牵拉腿近侧肌群，引起大腿运动并准确地触到腿部肌肉是比较困难的。

接着是侧面的肌肉触诊，即股二头肌到外侧的股四头肌的局部触诊。需要注意的是股四头肌前份肌肉只是后份肌肉的几分之一。事实上，股四头肌不仅有前部和侧面部分的髂胫束，还有后部肌束。

（2）肌腱起源：近端肌肉的边缘很容易被触寻。它们有公共的起始部，因此也就不存在触诊差别。肌腱的共同起源处插入坐骨结节的上半部，坐骨神经的内侧。用示指和拇指（方式 1，见图 5.17）或者用双手（方式 2，见图 5.18）来辨别肌腱本身和其周围的软组织。

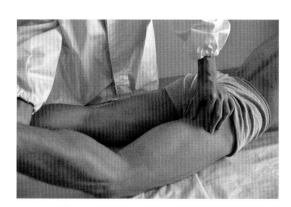

图 5.17　大腿后肌群起源触诊—方式 1

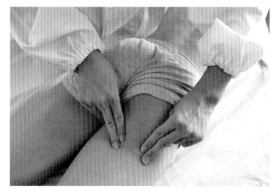

图 5.18　大腿后肌群起源触诊—方式 2

建议： 臀大肌的活动会干扰触诊，可以向着膝关节的弯曲部压迫，以避免这种状况。

5.3.4　治疗注意事项

腘肌，尤其是在运动员腿部，很易发生肌肉受损及插入肌腱或肌腱插入附近区域的疼痛。临床医师可通过局部触诊确定损伤部位。

双手交叉摩擦的触诊技术，目的是为了找出受损的腘肌或出于治疗目的，建议医师优先采用横向摩擦。Askling Konnte 2007 年指出：恢复时间的长短与腘肌在不同运动中受到的损伤类型和损伤程度有关。例如，近端创伤(跳舞造成的结节下部 1~3 cm 损伤)比远端损伤(短跑运动造成的结节下 7~10 cm 损伤)需要的恢复时间更长。因此，恢复需要的时间可从触诊损伤的程度来进行判断。

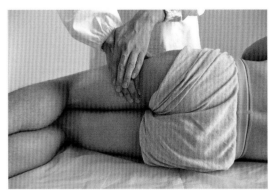

图 5.19　大腿后肌群横向触诊

技术

触诊的起始姿势为触诊侧的髋关节屈曲位，此时，各肌腱起源的位置略有些不同。这使得关节运动产生横向摩擦时依然能维持稳定状态。

触诊者尽可能让患者膝关节维持伸展状态。触诊者的手从结节处开始朝向远侧段施加横向摩擦，这时触诊部会产生一个从内侧向外侧的侧压力。

推荐的做法是：用一只手摩擦触诊，另一只手覆于其上(见图 5.19)。这样比较省力。

5.4　大腿腹侧面肌群触诊

5.4.1　触诊结构概述

该区域可分为两个三角形区域，下面我们将着重对股外侧三角区域的界线及其内容物进行讨论。

股外侧三角(界线及其内容结构)：

(1) 缝匠肌。

(2) 阔筋膜张肌。

(3) 股直肌肌腱。

(4) 髂前下棘(SIAI)。

腹内侧三角(界线)：

(1) 缝匠肌。

(2) 长收肌。

(3) 腹股沟韧带。

5.4.2　触诊要点

这个局部的触诊主要是对髋部前方软组织的触诊，即此处肌肉的肌腹及插入结构，具有重要的临床意义。

触诊从外侧的股三角开始(见图 5.5)。肌肉的边界能清晰地显示出来。深部的结构可通过定位结构和肌肉运动的辅助来寻找。然后从该三角区域边界开始触诊深部的结构(如：神经和血管)。

ASTE

受检者取仰卧位，膝关节自然放松，双臂自然放松。受检者应脱去衣物，以便对腹股沟区进行触诊。有时需主动或被动的弯曲或旋转髋关节，来获得最准确的结构定位。

5.4.3 个别结构的触诊

1）股后侧三角

股三角外侧界有如下结构：

（1）缝匠肌的外侧缘。

（2）阔筋膜张肌的前缘。

股外侧三角并不是真正的"三角形"，缺少三角形
的下界而变成一个向上的"箭头"，如图 5.20 所示。
"箭头"处最重要的骨性结构为髂前下棘（SIAI）。

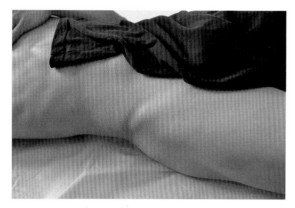

图 5.20　股外侧三角体表观察

2）缝匠肌

缝匠肌为触诊中很重要的一块肌肉，柔软易寻且
可用于定位。它的走行为大腿从外侧到内侧的对角
线，如果没有肌肉运动，这块肌肉的边界很难被观察
到。因此，为了找到这块肌肉的边界，触诊者使患者
腿部活动，并在缝匠肌附近用手触寻大腿中部一定范
围找寻。

缝匠肌和阔筋膜张肌是髋关节的屈肌，因此可引导髋关节屈曲运动。因此，我们要求受试者的腿稍
抬高一点，膝关节呈微弯曲位。对于身体脂肪百分比在正常范围内的受试者，可通过进行持续的屈髋运
动来探究髋部两块肌肉的轮廓。

缝匠肌尚可协助髋关节外旋。

在双侧大腿的中间通常都可以观察到缝匠肌的肌腹，在瘦一些的人身上可在大腿近端直接观察到，
如图 5.21 所示。

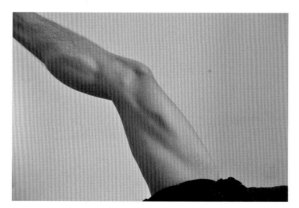

图 5.21　缝匠肌体表观察

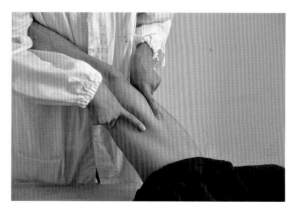

图 5.22　缝匠肌边界触诊

它的内侧边参与构成股骨内侧三角，外侧边缘参与构成股骨外侧三角，如图 5.22 所示。

现在由缝匠肌的外侧缘朝向近体侧触诊，直到触诊的手指感受到柔软而富有弹性组织的反作用力。
这便是阔筋膜张肌的前缘，如图 5.23 所示。

3）阔筋膜张肌

阔筋膜张肌的轮廓在腿部进行内旋运动时特别明显。

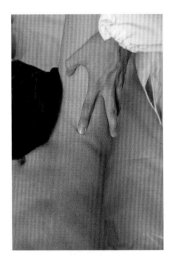
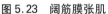
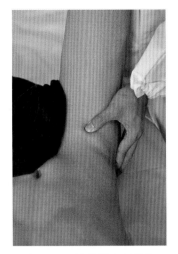

图 5.23　阔筋膜张肌　　　　　图 5.24　阔筋膜张肌前缘

阔筋膜张肌的前(内)缘容易触感,后(外)缘通常无阔筋膜(见图 5.24)。

临床医师可沿肌腹寻找该肌肉起源处。显然它的起源区域不仅包括髂前下棘,还包括整片髂嵴区域。

4) 股直肌和髂前下棘

股直肌的肌腹沿着缝匠肌和阔肌膜张肌之间向上走行,后两块肌肉汇合在一起像一个倒置的"V"形或类似的箭头。髂前上棘(SIAS)的下、外侧很明显,股三角下部残缺的部分是由股直肌构成的。股直肌肌肉边缘和缝匠肌、阔筋膜张肌一起朝向躯体近端走行。股直肌的肌腱起源于髂前下棘的深部,如图 5.25 所示。

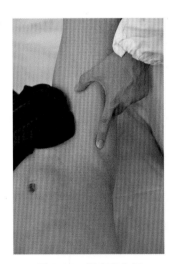
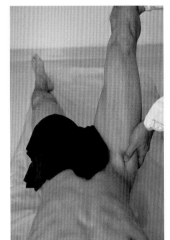

图 5.25　股直肌走行　　　　　图 5.26　股直肌插入处触诊

为了准确触及该肌肉的插入部位,应让受检者放松软组织,使髋关节被动弯曲约 90°角,小腿保持水平(见图 5.26)。

受试者起初要保持腿部完全放松状态。触诊者用触诊的手指深压股外侧三角区域的尖端。股直肌触诊可以髂前上棘为触诊定位起始点,股直肌插入点距脊柱距离为 5~6 cm,而在垂直方向距髂前上棘的距离约为 4 cm。

5.5 髋部及腹股沟区的解剖概要

5.5.1 髋部解剖结构

髋骨：是不规则骨，由髂骨、耻骨和坐骨组成。①髂骨：构成髋骨上部，分为髂骨体和髂骨翼，有髂嵴、髂前上棘、髂后上嵴、髂结节、坐骨大切迹、髂窝、弓状线、耳状面和臀面等结构。②坐骨：构成髋骨下部，分为坐骨体和坐骨支，有坐骨棘、坐骨小切迹、坐骨结节等结构。③耻骨：构成髋骨前下部，分为耻骨体和耻骨上、下支，有耻骨梳、耻骨结节、耻骨联合面等结构。闭孔：由坐骨与耻骨围成。髋臼：由髂、坐、耻3骨的体合成，有月状面、髋臼窝和髋臼切迹等结构。

坐骨大孔：由坐骨大切迹与骶棘韧带围成，有血管、神经和肌肉（梨状肌）通过。梨状肌将坐骨大孔分为梨状肌上孔和梨状肌下孔，前者有臀上神经、臀上动脉和臀下静脉通过，后者有坐骨神经、股后皮神经、臀下神经血管、阴部内血管、阴部神经等通过。

坐骨小孔：由坐骨小切迹与骶棘韧带、骶结节韧带围成，有血管、神经和肌腱（阴部内动静脉、阴部神经、闭孔内肌腱）通过。

闭孔膜（obturator membrane）：为封闭闭孔的结缔组织膜。其上部与闭孔沟围成闭膜管，通行闭孔神经、血管。

骨盆（pelvis）：①组成：由左、右髋骨和骶、尾骨及其骨连接构成。②功能：是连接躯干和下肢的桥梁，有效地传递重力和保护盆腔内器官。③分部：以界线（由骶骨岬、弓状线、耻骨梳、耻骨结节和耻骨联合上缘连成的环形线）为标志，分为大骨盆和小骨盆。④性别差异：女性骨盆与妊娠、分娩有关，故其外形短而宽，骨盆上口近似圆形，较宽大，骨盆下口和耻骨下角较大。

小骨盆（lesser pelvis）（真骨盆）：上口即骨盆界线，下口由尾骨尖、骶结节韧带、坐骨结节、坐骨支、耻骨下支和耻骨联合下缘围成。

髋关节：①组成：由股骨头与髋臼构成。②结构特点：头大窝深，有髋臼唇加深关节窝，关节囊坚韧致密，其近侧端附于髋臼周缘；远侧端的前壁附于转子间线，包绕股骨颈全长；后壁仅包绕股骨颈内侧2/3；关节囊外有髂股韧带、耻股韧带和坐股韧带等，关节囊内有股骨头韧带、髋臼横韧带。③运动方式：属球窝关节，可作屈伸、收展、环转和旋转等运动。

髋关节的关节囊：由于关节囊与股骨颈的关系，股骨颈骨折分为囊内骨折、囊外骨折。髂股韧带位于髋关节囊前壁，可限制髋关节过伸。

髋关节与肩关节在功能上差异的结构要点：股骨头深藏于髋臼内，关节囊紧张而坚韧，又受多条韧带限制，髋关节的运动幅度远不及肩关节，而具有较大的稳固性，以适应承重与行走的功能。

髋部肌肉起自骨盆，跨过髋关节，止于股骨的近侧部，分前、后两群。

（1）前群：包括髂腰肌和阔筋膜张肌。髂腰肌由髂肌和腰大肌组成，起屈、外旋髋关节的作用。阔筋膜张肌位于大腿的前外侧，有紧张髂胫束、屈髋关节的作用。

（2）后群：包括臀大肌、臀中肌、臀小肌、梨状肌、闭孔内肌等。

臀大肌位于臀部的浅层，止于股骨的臀肌粗隆。有伸、外旋髋关节的作用。臀中肌在臀大肌深面，其作用为外展髋关节，前部肌束内旋髋关节，后部肌束外旋髋关节。臀小肌位于臀中肌的深面，作用同臀中肌。梨状肌起自骶骨前面，经坐骨大孔，止于股骨大转子顶部。其作用为外展、外旋髋关节。闭孔内肌起自闭孔膜内面及周围骨面,经坐骨大孔,止于股骨转子窝。有外旋髋关节的作用。

5.5.2 腹沟区解剖概要

腹股沟区解剖结构比较复杂,要从腹前外侧壁的层次解剖解释。腹前外侧壁由浅至深为皮肤、浅筋膜、肌层、腹横筋膜、腹膜外组织和腹膜壁层。

1)皮肤

腹前外侧壁的皮肤薄而富有弹性,与皮下组织连接疏松,具有较大的伸展性和移动性(除腹股沟附近的部位外),为临床皮瓣移植的供皮区。

2)浅筋膜

(1)组成:由脂肪和疏松结缔组织构成。

(2)分层:在脐平面以下的腹下部。浅筋膜分为两层:①浅层,为富含脂肪组织的脂肪层,又称Camper筋膜,与邻近部位的浅筋膜相延续;②深层,为富有弹性纤维的膜性层,又称Scarpa筋膜,在前正中线附于腹白线,向下在腹股沟下方约一横指处附于阔筋膜,在两侧耻骨结节之间向下与阴囊肉膜和会阴浅筋膜(Colles筋膜)相延续。因此,当前尿道损伤时,尿液可从会阴浅隙渗入到腹下部Scarpa筋膜下隙(即Scarpa筋膜与腹外斜肌及其腱膜之间的间隙),但不越过中线渗入到对侧或腹股沟到股部。

3)浅血管、浅淋巴管和皮神经

(1)浅动脉:分为两组:①腹前壁上部,主要有肋间后动脉、肋下动脉的分支,较细小;②腹前壁下部,主要有腹壁浅动脉、旋髂浅动脉,较粗大,行于浅筋膜的深、浅两层之间,切取带蒂皮瓣或游离皮瓣时,应紧贴腹外斜肌腱膜进行,以保证皮瓣有足够的皮下组织和营养血管。

腹壁浅动脉:起自股动脉,于腹股沟内侧半下方约1 cm处穿阔筋膜→越过腹股沟韧带中、外1/3交界处→脐部,分布于腹前壁下部。

旋髂浅动脉:起于股动脉,向外上穿阔筋膜→沿腹股沟韧带走向髂前上棘,分布于腹前壁下外侧部。

(2)浅静脉:较丰富,吻合成网。①脐以上的浅静脉→胸腹壁静脉→腋静脉;②脐以下的浅静脉→腹壁浅静脉→大隐静脉;③脐区的浅静脉→附脐静脉→肝门静脉,故当肝门静脉高压时,血液可经附脐静脉逆流到脐周静脉,导致以脐为中心的放射状静脉曲张,即"海蛇头"征。

(3)浅淋巴管:与浅血管伴行。①脐以上的浅淋巴管→腋淋巴结;②脐以下的浅淋巴管→腹股沟浅淋巴结;③脐周的浅淋巴管→沿肝圆韧带→肝门淋巴结。

(4)皮神经:主要为第7～12对胸神经前支和第1腰神经前支的外侧皮支和前皮支。

腹部皮神经节段性分布的特点与意义:①特点:第6肋间神经分布于剑突平面;第8肋间神经分布于肋弓平面,第10肋间神经分布于脐平面;肋下神经分布于髂前上棘平面,第1腰神经前支分布于腹股沟平面。②临床意义:可根据皮肤感觉缺失平面来确定外科所需的麻醉平面,以及估计脊髓或脊神经根的病变部位。

4)肌层:由腹直肌、腹外斜肌、腹内斜肌、腹横肌和锥状肌组成,其起止点和神经支配见教材。

(1)腹直肌:位于腹前正中线两侧,为上宽下窄的带状多腹肌,被腹直肌鞘包裹。其全长有3～4条腱划,与腹直肌鞘的前层紧密连接,但与鞘后层连接疏松,内有血管,故经腹直肌切口分开腹直肌纤维时,在腱划处应注意止血。

(2)腹外斜肌:位于腹外侧壁浅筋膜的深面。其肌纤维自外上斜向内下,在腹直肌外缘及髂前上棘与脐连线附近移行为腹外斜肌腱膜。其腱膜形成腹股沟管浅环、腹股沟韧带、腔隙韧带、耻骨梳韧带、反转韧带、精索外筋膜等。

①腹股沟管浅环：由腹外斜肌腱膜在耻骨结节外上方形成的三角形裂隙。其上缘附于耻骨联合，称内侧脚；下缘附于耻骨结节，称外侧脚；浅环的底为耻骨嵴；环的尖部有脚间纤维加强。正常可容纳一个示指尖。有精索或子宫圆韧带、髂腹股沟神经和生殖股神经生殖支等穿过。

②腹股沟韧带：为张于髂前上棘与耻骨结节间的腹外斜肌腱膜下缘，向后卷曲增厚而成的结构。其深面有股外侧皮神经、髂腰肌、股神经、股动脉、股静脉通过，浅面有旋髂浅血管和腹壁浅血管跨过。

③腔隙韧带：为腹股沟韧带内侧端的一小部分纤维继续向下后外侧转折形成，构成血管腔隙和股环的内侧界。

④耻骨梳韧带（Cooper 韧带）：为腔隙韧带向外侧延续附于耻骨梳上的部分，构成股环的后界。

⑤反转韧带（Colles 韧带）：为外侧脚的部分纤维经过精索深面与内侧脚的后方，向内上返转附着于白线的部分，构成腹股沟管浅环的后界。

⑥精索外筋膜：为腹外斜肌腱膜自腹股沟管浅环处包绕精索而成。

（3）腹内斜肌：在腹外斜肌深面。其肌纤维自外下斜向内上，在腹直肌外侧缘移行为腱膜。

（4）腹横肌：在腹内斜肌深面。其肌纤维自后向前横行，在腹直肌外侧缘移行为腱膜。

腹内斜肌和腹横肌或腱膜形成腹股沟镰、提睾肌等。

腹股沟镰（联合腱 conjoined tendon）：为腹内斜肌和腹横肌在腹直肌外缘呈腱性结合所形成的结构，若两者以肌性结合则称联合肌（结合肌），经精索的后方，止于耻骨梳韧带。

提睾肌：由腹横肌和腹内斜肌下缘的部分肌纤维延续而成，受生殖股神经的生殖支支配，有悬提睾丸的作用。

5）腹横筋膜

腹横筋膜衬贴于腹横肌深面，是腹内筋膜的一部分，形成精索内筋膜、腹直肌筋膜、腹股沟管深环、凹间韧带等。

（1）精索内筋膜：为腹横筋膜在腹股沟管深环处呈漏斗状突出，包裹输精管、睾丸或子宫圆韧带等结构而成。

（2）腹直肌筋膜：在弓状线下方，由腹横筋膜增厚形成。

（3）腹股沟管深环：为腹横筋膜在腹股沟韧带中点上方 1.5 cm 处形成的漏斗状突出，有输精管或子宫圆韧带、生殖股神经生殖支和睾丸动、静脉等通过。

（4）凹间韧带：为腹横筋膜在腹股沟管深环内侧增厚形成。

6）腹膜外组织

腹膜外组织又称腹膜外脂肪或腹膜外筋膜，即腹横筋膜与壁腹膜之间的疏松结缔组织，与腹膜后间隙内的疏松结缔组织相延续。

7）壁腹膜

壁腹膜在脐以下，腹前外侧壁的壁腹膜形成 5 条皱襞和 3 对凹陷。

（1）脐正中襞：位于正中线，连于脐与膀胱尖之间，内含脐尿管索（为胚胎期脐尿管的遗迹）。

（2）脐内侧襞：一对，内含脐动脉索（是胚胎期脐动脉闭锁后的遗迹），又称脐动脉襞。

（3）脐外侧襞：一对，内含腹壁下动脉和静脉，又称腹壁下动脉襞。

（4）腹股沟外侧窝：位于腹股沟韧带上方，为脐外侧襞外侧的凹陷。其尖端指向腹股沟管深环，腹腔内容物由此突出形成腹股沟斜疝。

（5）腹股沟内侧窝：位于腹股沟韧带上方，为脐外侧襞内侧的凹陷。其位置相当于腹股沟三角，腹腔内容物由此突出形成腹股沟直疝。

（6）膀胱上窝：位于腹股沟韧带上方，为脐正中襞与脐内侧襞之间的凹陷。

此外，与腹股沟内侧窝相对应的腹股沟韧带下方的小凹，称股凹，正对股环，腹腔内容物由此突出形成股疝。

了解了髋部及腹沟区的解剖学特征，临床医师想要熟练地掌握此区域的体表触诊，还需要在临床工作中不断实践，积累经验。

6

膝 关 节

6.1 简介

膝关节是人体最大、最复杂的生物力学关节。它把人体最长的骨骼连接在一起,并具有最大的关节腔、最大的籽骨(髌骨)和最大的关节囊(Matthijs等,2006)

临床医师在日常临床实践中经常需要处理它的病理状态,其中创伤后和手术后的关节治疗占据了康复诊治或理疗实践中的绝大部分。

膝关节疾病常需进行手术治疗。骨关节炎导致的关节面的变化、韧带和半月板的损伤通常是需要进行手术的指征。在中国,每年因膝关节疾病行膝关节置换术的患者多达20余万,其中老年性骨关节炎发病最多,60岁以上人群发病率达55%,目前全国约有1.2亿人存在不同程度的骨关节问题。

对于膝关节的病理状况,临床医师通常会比较创伤型和非创伤的关节疾病,那些很难被分类的病理状况需要系统化分析。为了探寻原因和应对患者主观描述的局限性,常将触诊作为主要的检查手段以便系统地检查和评估病情。

6.2 膝关节的功能意义

作为下肢最重要的功能关节之一的膝关节,其基本结构也已经为人熟知。下肢保持直立需要较好的稳定性,同时要求拥有高度的灵活性。这种灵活性意味着膝关节需要有相当大的柔韧度,以便缩短身体和脚之间的距离。最常用的姿势如下蹲、迈上高台阶及开车时的蹬踩明显需要较高的柔韧度。另一种体现膝关节灵活度的是膝关节的旋转运动。然而,它与膝关节的屈曲角度姿势有关且只能在20°～130°范围内适度活动。在20°以内的屈曲和最大程度的伸展膝关节会伴有一定程度的旋转。反过来逐渐负重的股骨下端在胫骨平面上可以最大限度上内旋或者外旋到脱臼边缘。这种旋转特性能保证下肢在伸展时的稳定性。

固定脚部的旋转,在很大程度上依靠膝关节。此外,脚部旋转运动则通过踝关节和跗横关节的复杂运动来实现。

膝关节的这种精确旋转能力是依赖于膝关节在构造上与胫骨的特殊联合。膝关节的轴向旋转需要一个中央旋转柱尤其是后韧带、一个平坦的关节旋转面、近胫骨下端和近关节点的表面接触等要素。

这样一个关节平面上的转轴设计需要不同骨联合的高度协调。如果胫骨的关节表面弧度增加,将减弱旋转能力。不同的骨联合协作不协调时或许也能进行一些简单的旋转,但会使稳定性和负重转移变得困难。为了弥补联合关节的偶然接触及润滑关节表面，半月板作为一种补充物存在于关节窝内。

由于稳定性不可能再由骨产生，因此内侧和外侧交叉韧带和副韧带及辐射肌也存在于关节囊内，起到了动态化保持稳定的作用，上述韧带可支持各类运动功能。

膝交叉韧带承担了膝关节在矢状面运动的保护调节作用。功能学专家通过矢状面的一些试验核实了这一点。此外，韧带通过适度的紧张来控制膝关节的屈伸和限制性内旋运动，并起到联系膝关节冠状面、两侧副韧带和后侧关节囊的作用。

一个关节不同软骨接头的动态化作用不是"弱化"关节作用，而是使关节的作用更加明显。这里的动态化指的是肌肉和其肌腱在关节囊或者半月板处分散成多股。通过它们的活动，关节囊的各个部分保持紧张且稳固性加强。半月板在膝关节活动期间，不但可以防止胫骨前、后、侧移与股骨髁之间的被动摩擦，同时也伴随着肌肉活动。

6.3 关节病理和诊治原则

6.3.1 一些常见的疾病病症

一些常见的种类包括以下几种：

(1) 关节囊或非关节囊的运动限制。

(2) 松弛或不稳定。

(3) 创伤和退行性半月板病变，冲击半月板角。

(4) 韧带损伤或过度使用综合征。

(5) 肌肉损伤或过度使用综合征(包括肌腱和肌腱附着点)。

(6) 胫股关节软骨疾病(如，骨关节炎或剥脱性骨软骨炎)。

(7) 髌骨疾病病症(如，软骨和年轻女孩膝盖综合征)。

6.3.2 诊治原则

(1) 检查和修复现有活动障碍。

(2) 加强肌肉关节在不稳定方面的指导。

(3) 治疗肌肉和韧带损伤或过度使用症状。

频繁发生的刺激或韧带、肌腱、滑膜囊的损伤都形成了独立的术语，如跑步膝(髂胫束摩擦综合征)、跳跃膝(韧带在膝关节顶点处插入的肌腱病)，修女膝(髌前滑囊炎)。

6.4 关节结构和形态学知识

了解膝关节最重要的结构和对其周边组织的触诊探索均需具有良好的解剖学知识。学习与研究此关节的骨骼和韧带结构，重要的是增强空间想象能力，以达到从不同角度去想象关节的三维结构。膝关节结构的复杂性超出了这本书的编写目的。因此，下面讲述的是基础知识。

膝关节分为股胫关节和髌股关节。

从前面观察膝关节可以分成 3 个结构(Matthijs 等，2006 年)：

（1）股胫关节：股骨髁与胫骨髁直接接触。

（2）股半关节：股骨髁和半月板之间的接触。

（3）半胫关节：半月板和胫骨髁之间的接触。

股骨的远端处增厚，并形成内上髁和外上髁（见图6.1）。膝关节可做出前屈、后伸、内旋和外展等运动形式，属车轴关节连接。内侧股骨髁比外侧髁要长一些，因此股骨在空间上存在一定程度的倾斜来作为补偿。相比之下，外侧髁一定程度轻微向前，与髌骨有一个侧向的抵接。

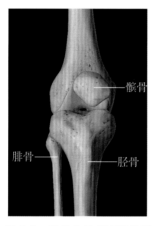 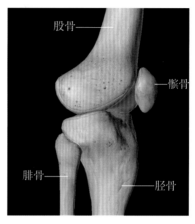

图6.1　膝关节的前面结构观　　图6.2　膝关节的后面结构观

股骨髁前面形成一个髌面关节槽作为髌股关节的关节基底。髁部的远端和后端及裂缝形成20～22 mm宽的髁间窝（Wirth，等，2005）。这是十字交叉韧带所在的位置。两侧的股骨髁都有一个双凸的形状。矢状面的曲率向后偏斜，在外侧髁更加明显，如图6.2所示。

因此，髁关节可在胫骨髁较小范围内做屈曲运动。沿着股骨髁可画出一条虚拟的延长线至胫骨和半月板前角，称为终末沟。在运动过程中，当半月板和胫骨后角开始承受应力直至最后发生旋转时，内侧髁依旧后向滑行，因此股骨会被强制地内向旋转。股骨作为侧副韧带的附着点，这一近端的关节联合将承载内侧或外侧副韧带的应力。

形似泡状肿胀的胫骨近端（见图6.1）形成两个软骨覆盖面（胫骨髁）和髁间区域的隆起。这些区域为半月板和十字韧带提供了附着点。Frontal认为两个胫骨关节面略凹，与之相对的是胫骨关节面后方有轻微的凸性，这有利于关节运动轴在后方的组成。胫骨近端附着着两组粗糙的插入式韧带结构：连接胫骨结节的髌韧带和髂胫束；同时两组韧带附着点与腓骨头形成了一个等腰三角形。

6.5　关节发热和肿胀的触诊

6.5.1　关节发热的触诊

关节囊受类似于炎症因子的刺激会出现热量积聚现象。临床医生可以通过将发热部位与其对侧及该处远、近端的软组织进行比较作出判断。双侧膝关节在正常锻炼情况下的热度应保持一致（见图6.3）。我们

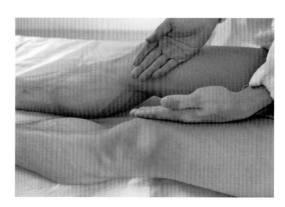

图6.3　热试验

可以假设一个不受影响的关节,去感受它和其周围部位,即近端和远端/横向的软组织相对的触诊温度。

6.5.2 肿胀的触诊

1)触诊要点

关节肿胀是由于各种关节疾病及损伤造成的,如关节囊韧带、半月板和交叉韧会带出现肿胀。如果肿胀出现于创伤后的 1 h 内,那么很有可能会形成血肿。而在肿胀内部缓慢形成的关节积液很可能是滑膜液。那些受力后立即发生的非外伤性的限制性肿胀一般是从软骨损伤开始的。在受力后逐渐形成的肿胀一般是半月板退行性变。每一种情况下发生的肿胀都能提示关节有病理变化。详细的调查结果显示,如果出现这种情况,可能与关节占位病变、疼痛诱发及额外能够单独导致或加剧积液和关节发热的因素有关。

以关节的热形成和肿胀的形成为代表描述热触诊的原理:

(1)大量积液,严重肿胀的证据。

(2)中量积液,中度肿胀的证据。

(3)少量积液,轻度肿胀的证据。

2)起始姿势

使患者处于仰卧位或平躺在长椅上,使其膝盖尽可能放松地横放着(尽可能使膝关节窝置于下方)。为了能在少量积液时准确地触及到,膝盖必须充分伸展,即便如此,也会出现很多假阴性结果。

(1)大量积液的触诊:当关节存在肿胀时,也需要临床医生掌握其积液检查和触诊技术。在膝关节伸展过程中,关节囊后侧及外侧被收紧,使关节内的积液聚集在髌骨下面。如果膝盖是被动蜷曲状态,那么可以将腿抬起来触诊。

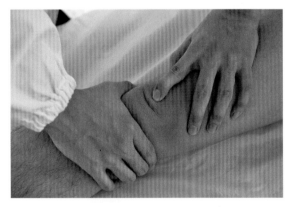

图 6.4 积液触诊试验

技巧

积液触诊试验的目的是聚集髌骨下的滑液及检测髌骨的压力和肿胀程度。检查者双手拇指外展并放在膝盖处。一只手的远端放置于膝关节间隙的水平位。这样可以阻碍远端及旁边的滑膜液扩散到髌骨(见图 6.4)。接着将另一只手放置于髌骨近端 10 cm 处开始广泛地按摩。通过凹处的滑液聚集在髌骨下方使其被抬高。接着用放置在髌骨近端的手从髌骨后侧施压直至髌骨、股骨再次接触。

比较肿胀程度的标准是髌骨、股骨自然接触的持续时间。

提示:此测试也称为"浮动的髌骨",它被临床医师运用于许多版本指法技术的治疗中。这种触诊指法也广泛地应用在指法训练中。

提示:保持收集的液体于髌骨的下面和后面,并在髌骨上产生直接的压力。

（2）中量积液的触诊："浮动的髌骨"的测试是颇有名气的。不太常见的是为平均积液的测试。

技巧

在这个方法上，近端朝上的手从远端撤离，而远端的手则用拇指与示指形成一个"V"字形。此"V"字形应为从远端到髌骨侧缘底部及关节间隙的指尖位置（见图6.5）。

在叩击关节的时候髌骨下面的滑液会向远端移动，而形成"V"字形的手能增加滑液的分布范围。

这个测试方法的标准是，在关节的不同侧测得的压力值应是不同的。

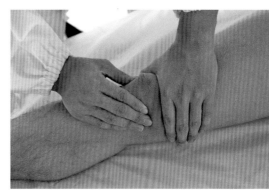

图6.5　平均积液的测试

（3）少量积液的触诊：正确评估膝关节的肿胀程度并不是很困难。正确评估少量积液的情况则需要不同的触诊技术。然而受试者的测试姿势必须保证其膝关节充分的伸展。

第1阶段：临床医师强调膝关节内侧平面至少是近体表面平面的3倍（见图6.6），因而滑液会向关节的不同部位转移。

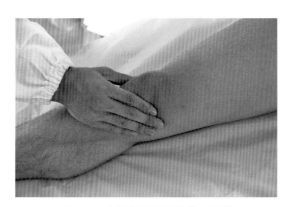

图6.6　少量积液测试的第1阶段

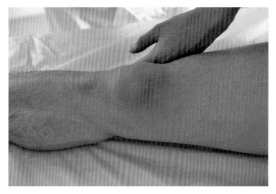

图6.7　少量积液测试的第2阶段

第2阶段：一旦滑液在体表扩散或在关节空隙内流动和吸收，受累的便是膝关节的外侧区域（见图6.7）。同时，医师应注意到靠近髌骨关节间隙的中间区域通常会呈现一个轻微的凹陷状。而积液触诊测试显示积液也是处于同样的凹陷状态。关节腔内少量的积液在其内外侧发展过程中会压出一个小"凸点"。

6.6　髌骨前局部结构的触诊

6.6.1　触诊摘要

首先明确髌骨前局部结构的范围及其所连接的胫骨，如图6.8所示。

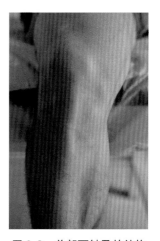

图6.8　前部可触及的结构

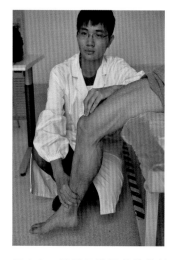

图6.9 适用于髌骨前结构的触诊姿势

1) 起始姿势

首先,患者的起始触诊位置应处于相对较高的位置,如坐在治疗桌的边缘。医生应直接坐在患者面前或尽可能地靠近患者,如图6.9所示。

患者小腿应尽可能处于自然的垂悬状态以便于医生单手触诊,并且患者小腿能做轻微的屈肌收缩活动。

起始姿势能够有保障医师同时对膝关节的前面、中间及侧面可触及结构的触诊。触诊后侧部位时须改变患者姿势。患者改变姿势后为保持姿势和使所有肌肉呈松弛状态而持续作功,此时髌韧带呈适度的紧绷状态,并且髌骨底部可完全地被触及。

2) 可选择的姿势

上面所具体指明的起始姿势主要用于练习。在日常生活和膝关节的诊断及治疗中存在许多便于医生触诊的姿势。

考虑到医生在患者旁的触诊姿势和患者调整姿势后的安全性,我们应该反复调适触诊姿势:

(1) 完全伸展。

(2) 增加屈肌收缩。

(3) 患者侧卧。

(4) 仔细观察。

对于骨性关节炎或肿胀的关节,患者膝关节完全伸展时通过凸出的髌下脂肪垫触诊髌底和髌极比触诊髌尖和韧带更容易。随着屈肌逐渐收缩,前面的结构越加紧绷,因而定位会变得困难。肿胀和骨关节炎形成的骨畸形会改变原有的坚硬度和原有结构的轮廓。

6.6.2 各结构的触诊

1) 髌底

髌骨的侧缘的触诊从其底部触诊开始。膝关节的构造前面已经提及到,髌底较厚并且有前后边界之分。

当受检者膝关节处于伸展姿势时,仅髌底前面的边界可以触及到。它连接髌骨的两个呈弧形的髌极。随着伸展幅度的降低,按压髌骨可触诊到其后缘。

髌底后缘边界是膝关节屈曲时重要的界线。触诊的目的是明确股骨和周围软组织的边界。膝关节在屈曲位置时,髌底与大腿平行并处在大腿的髌骨面上。膝关节在伸展和弯曲时,触诊下界并不明显。如图6.10所示。

触诊技巧

医生将手指放在大腿屈曲形成的直角边缘处,距连接两点髌骨极的近端线大约3 cm处进行触诊,手指并拢对齐。另一只手协助膝关节做轻微的伸展运动,同时髌骨也做轻微的运动并与髌骨后缘触诊的手指紧靠。这样,可以于内侧和外侧的两极明确该边缘的位置。

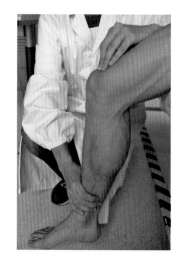

图6.10 髌底的触诊

提示：这种触诊行为带来的被动小腿运动是正常的。股四头肌的每次活动都会很大程度地影响髌底的定位。

2）髌极侧面

紧接着髌骨边缘之后触诊的直角形轮廓的两个顶点即为髌极侧面，如图 6.11 所示。

触诊技巧

与髌骨中部触诊相比，髌骨侧面边界范围的准确定位显得更加困难。股骨外侧髁耸立于髌骨侧前方并靠近髌骨的轮廓。触诊者为了达到良好的触诊效果，需要协助膝关节做一定的运动，即需再次运用到触诊时所描述的矩形技术。

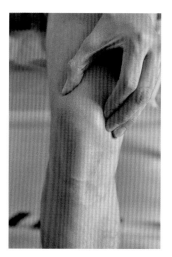

图 6.11　髌极侧面的触诊

3）髌极

包括顶点在内的髌骨远端 1/3 是近侧髌韧带的附着部位（见图 6.12）。因此，髌骨边界远侧的髌极间接经过此韧带。

触诊技巧

触诊者触诊髌极需再次运用矩形技术。触诊者首先对髌韧带施加明显的压力，由此可以了解到髌骨的坚固性。在对韧带持续不断施加压力的同时以指尖触诊髌极的近端。髌骨预期的坚固性是十分坚硬的，并且触诊的手指可以清楚地触寻到髌骨的边缘。同样可以运用这个技术来定位髌底韧带的附着区域。

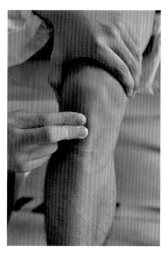

图 6.12　髌极的触诊

这个区域经常被用于髌韧带软组织病理损伤后的定位，而我们将在后续部分讨论它们的治疗。因此，准确的定位技术是此区域疾病诊疗的一大优势。

提示：在膝关节处于弯曲位置时，韧带处于适度的紧绷状态。此处韧带的压力是相当强的。因此，如果膝关节处于伸展状态时触诊，多次确定髌极韧带的位置也很难达到预期的效果。

4）髌韧带底部

髌韧带的触诊可以根据髌韧带准确的走行于近端（髌极）和远端（胫骨粗隆）的固定点。此外，还可以通过确定其侧面轮廓来触寻。下面对两种定位触诊进行说明。

说明 1：髌极的触诊是稍向远侧的，并直接触寻到韧带。于此处，我们还可以确定髌韧带的侧边界。

选择 2：在髌骨顶点的位置，靠近正常膝关节部位有两个小的凹陷。如果用绷带包扎膝关节间隙前面的通道，触诊前面时会碰到硬度高并且有少许弹性的髌韧带。

髌韧带底部直至胫骨粗隆的边缘都可定位，如图 6.13 所示。

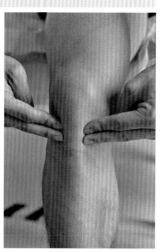

图 6.13　髌韧带底部

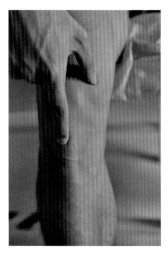

图6.14 髌韧带至胫骨粗隆的通道的触诊

（1）韧带是扁平的。

（2）轻微收敛变细的胫骨粗隆边缘部。

5）胫骨粗隆

连接并延伸至胫骨前面远端的结节,这个体表结构有利于触诊者对小腿的追踪。以胫骨内侧平面至胫骨内侧缘后方为界,侧面和近端的胫骨结节是髂胫束插入的粗隆。

触诊技术

髌韧带和胫骨粗隆界线的触诊技术(感知不同的坚韧性)与髌骨极点相似。触诊手指用力按压韧带即可感受到其坚韧性和弹性(见图6.14)。如果在触诊结节远端的结构时遇到显著的阻力,则说明该部位是结节远端的边界。用手指反复触探来感受其尺寸。当无菌性骨坏死所造成该区域形态改变时,触诊很容易确定其病变范围。

提示: 当此区域发生黏液囊炎时,我们在触诊此部位不仅会有压痛产生,还可以察觉到有滑液在位于髌骨下深处的(韧带以下)胫骨髌下囊(胫骨粗隆对面)内产生和流动。

6.6.3 适应证

膝关节前面区域的触诊技术主要用于两个常见的治疗:

（1）髌股关节和拉伸髌上囊的移动性测试。

（2）横向摩擦韧带和髌极。

6.7 髌骨关节处的检查方法和技巧

经临床分析,髌骨的术后护理与膝屈曲运动和关节移动性的恢复程度有密切联系。

在炎症治疗的早期阶段,髌骨关节区域是最易向四周扩散的。当髌骨发生病变时,由于周围组织结构疏松,使其渗出液易沿组织间隙向四周蔓延。

髌骨的作用是保护关节囊及其弹性,特别是髌上凹陷处,周围组织结构与髌骨的移动性有关且起保护髌骨作用,它对于髌骨的运动十分重要。

在治疗后期,髌骨的移动性和延展性及其功能也得以恢复。但是,膝关节屈曲区域的运动性尚未彻底恢复,其性能依旧被限制。因此,髌骨只有位于膝关节前部才能正常运动。

在人体解剖学的理论中,无论是在肢体远心端,例如手指末端,还是在邻近手心的手掌部,我们都能够对其准确定位,做到高效、精准,在髌骨处亦然。如图6.15所示。

1）髌韧带的相互摩擦

在膝盖(特别是肌腱)末端发生病变时,髌骨韧带的软组织也会发生病变。特别是做跳跃运动时,一些突然弯曲膝盖的动作会不断拉伸病变区

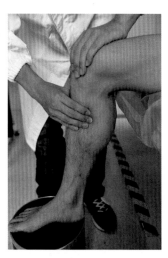

图6.15 髌骨

域。学者 Tan Chang 于 2008 研究报道显示，排球运动员发生此损伤的概率高达 45%。

为了精确地找出受伤关节的位置和有效的治疗患者，我们就要依赖于横纹肌组织摩擦原理进行诊疗。

那么此项技术的目的是否是针对韧带本身呢？当受到手指（功能性）的压力时，膝关节必须保持固定，其韧带才能被有效地保护而不受伤害。因此，要选择性地调整和改变手指对韧带的压力大小与方向（见图 6.16）。再次使用示指触压。用拇指横向触压的摩擦技术可以增加横向肌纤维的稳定性。

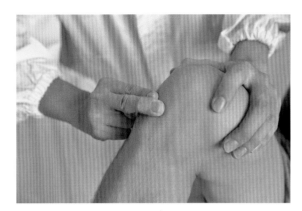

图 6.16　髌骨韧带的横向摩擦

提示：如果你想运用这些技巧来诊疗其他部位具有难度的疾病，你必须先前长期耐心地对躯体不同部位进行触诊，积累触寻受损部位的经验。作为一名临床医生，在诊疗时，你应该尽可能使你的触寻和诊疗精准地定位在膝关节处，这样患者才能在治疗后更好地恢复运动能力。

2）髌骨顶部的相互摩擦

韧带之间间隙与韧带顶部的触诊对于临床医师是比较困难的。当你在确认骨的边缘时，必须要先尝试向下按压上述区域。

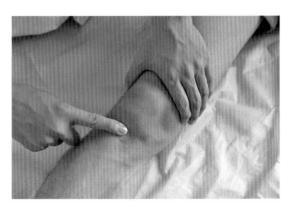

图 6.17　指尖髌骨固定法

当膝关节弯曲的时候，是无法触寻的上述区域的。

在这个区域的触诊，推荐临床医生对周边区域进行扩展触诊，触诊的同时会有脂肪组织一起被挤压形成干扰，所以检查者在触诊时要注意辨别免受其干扰。

韧带在髌骨附着处的触诊方法是用指尖在髌骨顶点处横向按压。在触诊恒定的压力下，可以触寻到多条韧带附着处的位置从髌骨顶点排列延向边缘，如图 6.17 所示。

在进行膝盖远端部位（膝关节顶端）触诊时，可以尝试向其底部施加一定的压力，膝盖顶端便会倾斜，使触诊更容易进行。

6.8　局部触诊

6.8.1　触诊过程概论

临床医师在对膝关节前部的触诊检查之后，对关节的侧面区域还要进行一定的检查。膝关节内侧是进行关节检查较为安全的起始处，要在触诊到关节的后部之前先触寻到通过关节连接起来的躯干骨。对软组织的位置精确定位在触诊过程中也十分重要，包括：

（1）膝内侧的胫骨韧带。

（2）股骨半月板韧带。

（3）膝内侧的滑膜襞。

（4）内侧副韧带表面。

（5）鹅足表面周围组织。

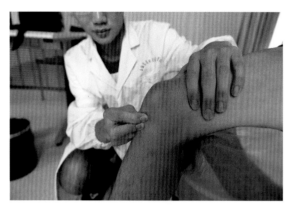

图6.18　局部触诊

1）起始姿势

在触检开始前，医生应选择一个合适的检查体位，比如临床医师应该坐在患者的侧面而非面对面（见图6.18）。

受检者的小腿应该自然悬垂，并尽可能地保持放松，临床医师可先测试受检者小腿是否能伸缩自如地活动。这样一系列的起始姿势准备能帮助我们便捷地触寻到膝关节结构。

2）其他的起始姿势

上述的起始姿势主要用作练习。而在日常诊疗中，当我们医生触诊膝关节时，要对其诊断和治疗做出必要的解释，对角度调节、定位要十分明确。

6.8.2　膝关节的一些限制结构

股骨髁和胫骨嵴能限制关节的部分活动。通过一些练习，可以让这种局限关节向后运动的限制减小，直至触碰到鹅足肌。

胫骨粗隆可以用来帮助确定股骨-胫骨关节间隙的空间位置。髌骨的凹窝至少位于处于水平位置的粗隆内侧和外侧，用来缓冲轻微的压力。这是维持骨关节及其周围组织的最安全的方式。而当膝关节髌下部的脂肪组织发生肿胀并会从髌骨肌腱中或周围溢出时，就会对这个局部位置的造成更强的压力。

1）有关胫骨触诊的技巧

如果你想触诊胫骨的边缘，只需要一手成直角状搭在膝关节下方，另一只手控制着小腿。触诊的手指搭在内侧髌的凹处，指尖向胫骨的远端推。如图6.19所示。

你可以按照这种触诊技术，触诊延伸到胫骨表面的远端。

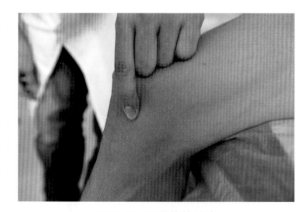

图6.19　胫骨缘的触诊

提示：由于内侧副韧带的存在，使得触诊胫骨后缘非常困难。熟练地协助受检者小腿运动是完成其触诊的保证。这就需要触诊时触诊者的指尖更靠近髌骨，向前延伸。为接下来的操作提供更多的操作空间。

2）股骨内侧踝的触诊技术

这个结构的触诊要从股骨远端、内侧髁尖的凹陷处开始（见图 6.20）。触诊者用指尖尝试循着骨的轮廓向凹陷处施加压力,感觉有阻力的部位就是股骨内侧踝的软骨部分。此时,我们就接近目标了,这时用手触碰到的隆起的棱角即为软骨-骨的踝状突交界处,当发生膝关节骨性关节炎时,其被膜会明显增厚。

我们要从第 1 个股骨踝的接触点向后追踪股骨顶端（见图 6.21）。触寻须遵循股骨踝的形状——一条凸状线路（见图 6.22）。

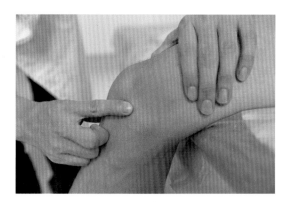

图 6.20　股骨内侧髁的触诊

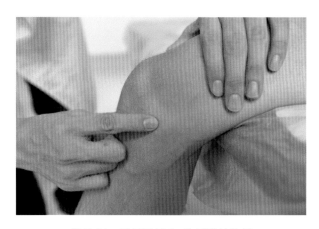

图 6.21　触寻股骨内、外侧髁的边缘

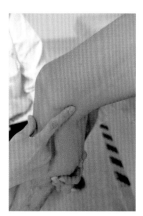

图 6.22　从后方触及股骨内、外侧髁

提示：从膝关节后方触及股骨内外侧髁时,可发现关节间隙有另一条延续向下的凹陷通路。若触诊时腿轻微抬高,可使大腿肌肉下垂,此时股骨内外侧髁易于被触诊者的手指触及。

6.9　髌骨前内侧软组织

在这个近三角形关节腔隙中,髌骨内侧可以直观地触碰到许多软组织。触诊者施以适当的压力,则手指尖端可以碰触到膝关节内侧,位于髌骨和胫骨前方的内侧韧带,它具有横向小范围运动的功能。该内侧韧带属于中间层的前囊膜。在轻微的膝关节活动时,此韧带会做等长收缩活动。

接下来我们描述一下髌骨的内侧结构。在右髌骨股骨内侧踝处,内侧滑膜皱襞是直接连接髌骨的,它的大小在不同人中具有特异性,最小的宽度为 5 mm。在某些情况下,封闭的髌骨内侧会出现滑膜皱襞增厚,从而会引起膝前疼痛——特别是当膝关节处于 30°角的曲度时,它会引起髌骨内侧的疼痛。

对胫骨施加压力,则可于半月板中部和胫骨间隙三角形区域的深层触摸到滑膜。我们不能将其单独视为一种结构,但是在炎症反应中,其可以引起剧烈疼痛。尤其是当膝关节处于 90°角曲度时,外力从胫骨近端对膝关节有一个外部的旋转作用力时,疼痛会特别明显。

6.9.1 独立结构的触诊

股骨内上髁、内侧副韧带近端轮廓等结构可作为此部分触诊的参考。

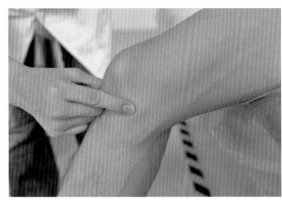

图 6.23　触诊股骨内上髁

触诊技巧

当临床医师触探股骨远端内侧面时，股骨内上髁平面是一个非常有效并且易于调节高度的平面。在触诊时使用多平面的指间在触诊区域做环状触碰（见图 6.23），最大的凸起即为股骨内上髁，再向近端靠近的结构为内收肌结节。股骨远端平面升高可导致这两个不同的体表标志同时被触碰到。Lanz，Wachsmuth（2004）指出，内侧副韧带直接连接到股骨内上髁远侧，韧带可以减少股骨在膝关节运动中的摩擦作用。

1）内收肌结节和大收肌肌腱

内收肌结节和大收肌肌腱在股骨内上髁的骨周围区域范围是相当大的。大收肌肌腱的近段部分由此插入，从中穿过高韧性的肌腱直接连于股骨近端外上髁，这个连接点也就是在医学文献中所说的内收肌结节（Schünke，等，2007）。

（1）内收肌结节的触碰技巧：定位内收肌结节的方法是，触诊者需用手掌在大腿内侧中部向远端施以适当的压力，第 1 个触碰到的骨性结构就是内收肌结节。触诊者在该结节处深压，使用旋转触诊的方法可以精确掌握并了解内收肌结节的尺寸。

（2）大收肌肌腱的触碰技巧：触诊者施以适度的压力，可以在内收肌结节的近端交叉处直接触碰到大收肌肌腱。

提示：触诊者坐在板凳上时，可以方便地压迫到大腿边缘侧前方的软组织，如图 6.24 所示。因此，如果受检者肌肉结构较为复杂，医师可以让被检者抬起或垂下大腿来进行肌腱触诊（见图 6.25）。由此可知，肌腱在没有受伤的情况下是能安全地进行触碰找寻的。

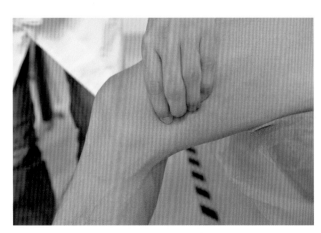

图 6.24　大收肌肌腱触诊

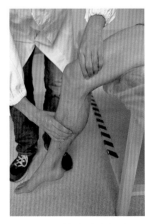

图 6.25　触诊时抬起大腿

2）隐神经

隐神经是膝盖后方重要的神经结构，也是在股骨内侧关节处穿过的唯一一个较大的神经分支。在不同个体中，它的走行位置充满了变异性。

触诊技巧

要用触诊的方法来确定隐神经的结构定位，我们需要用到非常特别的技巧。为了能够感觉到外周神经的运动及其分支，临床医师要用一种放松的类似于弹吉他的手势置于神经上，在内侧髁内侧关节线上前后运动。神经会在一个平面上暂时固定下来，接着你的手指便可以触及到那薄薄的结构。神经的定位相当困难，而如果神经被触摸到了，那么它在触诊手指下的感觉是一种薄薄的结构，如图 6.26 所示。

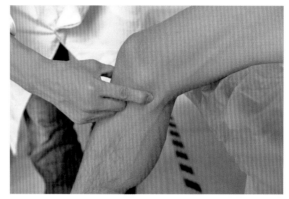

图 6.26　触诊隐神经

3）内侧副韧带

在膝部骨性结构的边缘有内侧副韧带覆盖。内侧副韧带覆盖在膝关节间隙 3～4 cm 宽的区域上。现在，让我们尽可能详细地描述韧带周围的结构。股骨和肱骨内上髁这两个区域是与韧带接触的。然而，在前部和后部延伸的关节间隙和胫骨固定区无韧带与其接触。

触诊技巧

触诊者的手指放置于内侧髌骨尖端。触诊过程中，指尖和关节间隙对齐，如图 6.27 所示。

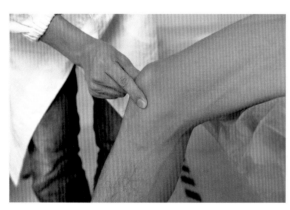

图 6.27　触诊内侧副韧带的前缘

在触诊时，触诊的手指沿着胫骨后缘会触碰到一个遍平、坚固，有时又是尖锐的靠近皮肤表面的结构。这个结构使得关节间隙的触诊受到局限。

此区域骨性标志的边缘即前内侧副韧带的前缘。通常，只要关节间隙能清晰地触感到，那么副韧带和关节囊便也能清晰准确地触及。

内侧副韧带作为一个独立的结构，触诊者用手指在关节凸面被抬高时的体位前部和后部进行触诊。一个屈曲或是伸展的体位触诊都不是最佳的选择。关节凸起、可旋转的部位边界标志了内侧副韧带的位置。韧带向后侧（或深层）走行，意味着触诊者要向后延伸触诊横向韧带。当触寻到达了内侧副韧带（或后内侧副韧带后缘）的边界后，可以在关节间隙后部再次明显地感觉到韧带（见图 6.28）。在这个区域内，韧带也同时紧密地与内侧半月板相连接。

提示：韧带后缘的触诊是在去除了韧带对于膝关节干扰的情况下所进行的定位触诊。临床医师应该将患者小腿部抬起，向上施加一个轴向推力，这样可以让肌肉悬空，从而更好地触诊关节间隙（见图 6.29）。

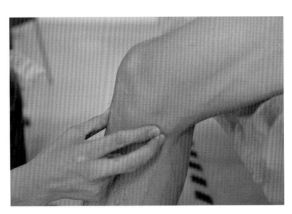

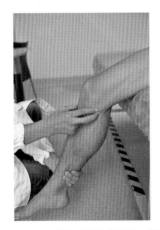

图 6.28　侧副韧带后缘的触诊　　　　图 6.29　触诊后缘时抬起大腿

想要观察到韧带的全貌,你需要将内侧的关节间隙中部和外上髁中心作一条连线,并以此来进行观察。要展示韧带的远端部分,你要想方法让远离关节间隙的韧带向远端伸展大约 6.2 cm(Liu,等,2010)。由于该韧带是位于距离胫骨中部表面的浅层,在浅层的鹅足之下骨膜之上,再考虑到位于关节浅面的韧带向远侧下行、该区域胶原蛋白的含量,以及韧带的作用等因素加强了膝关节囊的稳定性,由此可以推断出,内侧副韧带的主要作用是施加膝关节外翻动力。由此,可以得出结论:内侧副韧带的作用是实现膝关节向外侧的旋转运动。

4)鹅足肌肉浅群

对于内侧膝关节周围组织结构的定位曾经相当令人困扰,而如今,学者们已经解决了这个难题。这些组织结构是插入鹅足浅表的肌肉群。具体而言,它们由后向前依次是:

(1)缝匠肌。

(2)股薄肌。

(3)半腱肌。

Helfenstein 和 Kuromoto 在 2010 年指出此处肌腱插入的位置是在关节线远端 5 cm 处。据临床观察,这个位置经常会出现病变(滑囊炎或肌腱炎),尤其体现在长跑运动员身上。

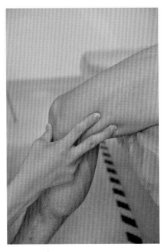

图 6.30　内侧膝关节肌肉触诊

5)触诊肌腱插入部位的技术

在这个区域内的鹅足肌腱无论在实体触诊抑或是解剖中都很难区分。我们只能分辨肌腱插入区域的大致位置。

触诊者的手平放在腿的中间,拇指内侧触碰胫骨前段。如果由远侧向近端触碰摸索,那么手指最初触碰到的是腓肠肌的凸起,然后是一个浅凹。再用手指轻推回来会发现有一个轻微凸起,由此可知这里是远端鹅足浅集群的边缘。

6)区分肌肉的技巧

单独的肌肉彼此分开,近端连于膝关节(见图 6.30)。最合适鹅足浅肌群依靠的是其后方的股内侧肌群。所有的肌肉都是以屈曲运动为特征的肌肉,和膝关节的内旋动作也有关联。在等距半腱肌肌腱处会出现一个清晰的肌腱形成的拐点。

提示:为了能够让独立的肌肉在髋关节内有选择性地定位,你要触寻到:

(1)用髋部的屈曲运动触寻到缝匠肌。

(2)用髋部的内收运动触寻到股薄肌。

(3)用髋关节延伸活动触寻到股四头肌。

6.9.2 疗效判断

如上所述,巧妙地运用胫骨结构位置,能够辅助检测并定位关节的空间位置,这是一个标准的平移手法治疗技术。相对于胫骨的纵向轴线,它并非完全垂直,而是一个从臀部到远端约呈 10°下降的方向。

在图示的运用案例中,展示的是滑动技巧:将胫骨向后滑动,让股骨和胫骨进行顺利的伸展和屈曲运动。注意要适当地对胫骨进行摆动。

触诊者无论将其关节体位设定为约 100°屈曲度(见图 6.31),还是抬举运动的预置(见图 6.32),必须注意的是,确定关节间隙的空间取向要与它平行移动。

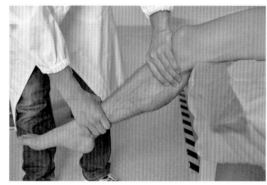 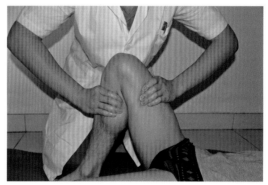

图 6.31 关节屈曲度 100°角   图 6.32 预置抬腿运动

1)前内侧结构的联合空间

在膝关节屈伸时,胫骨平台半月板会伴随运动。患者若是患了髌骨软化症,那么在扩展抬举运动中,触诊者可以直接触及半月板前角的关节。

斯氏Ⅱ测试是指半月板前角的疼痛激发试验。这个测试首先要让受检者膝关节处于完全伸直状态,触诊者将拇指置于其上,测试髌骨顶点关节间隙以外的活动性。当半月板前角发生病变时,受检者承受压力后将是相当痛苦的。

随后检查者协助患者膝关节从完全伸展逐渐运动至完全屈曲(见图 6.33 和图 6.34)。半月板会在

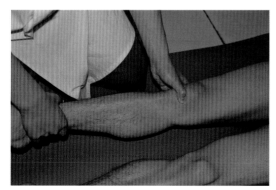 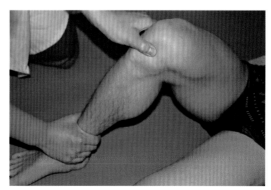

图 6.33 膝关节伸展时   图 6.34 膝关节屈曲时

胫骨后方滑动,并且逐渐离开拇指施加的压力。如患者膝关节压力疼痛的会随着膝关节的运动而减轻,可以初步判定半月板前角的病变。

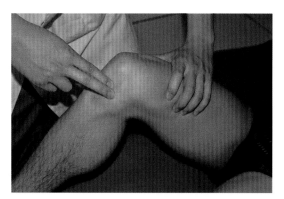

图 6.35　冠状韧带的触诊

2)胫骨半月板冠状韧带

胫骨头内侧可以触寻到一个明显的凹陷处。此凹陷处不仅是髌骨顶点软化症中骨性标志的定位点,同时也是胫骨半月板韧带的触诊位置。所谓的"冠状韧带"经常引起膝关节前内侧疼痛,特别体现在半月板外伤性病变中。学者们研究指出,该凹陷位于距离关节线远端几毫米的位置。

你可以通过一定的触诊技巧来触寻此韧带,触诊者将手指放置在凹陷边缘的髌尖上,可由指尖远端在胫骨平面上触寻到此结构(见图 6.35),如协助胫骨向外旋转,可在内侧胫骨平台更容易触碰到此结构。

6.10　膝关节外侧局部触诊

6.10.1　间隙触诊的概述

膝关节外侧触诊过程主要与内侧的触诊相对应。触诊者首先从侧面找到一条安全的途径触寻到关节间隙。关节骨被关节囊从前至后包绕。穿过关节间隙的结构都可以确定其位置。

为了完成这个部分的触诊,首先要求受检者坐在一个较宽阔的位置上,比如在治疗床的边缘。临床医师随后坐在治疗床的中间。

患者小腿应尽可能地放松悬垂,临床医师协助患者使其小腿的屈肌或多或少地发生收缩,如图 6.36 所示。这样的起始姿势可以使我们轻易地触获膝外侧结构的信息。

其他起始姿势

上述的起始姿势主要是为了练习。在临床日常诊疗中,对膝外侧区域的触诊过程中迫使我们必须从不同角度诊断并运用治疗技术。为了加强触诊的能力,我们应该在日常与患者的接触中反复地练习该区域的间隙触诊。

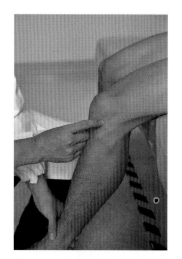

图 6.36　外侧触诊的起始位置

6.10.2　膝关节外侧区域各结构的触诊

1)关节间隙的边界

对关节间隙边界触诊所用到的方法和技术与内侧触诊相类似。首先,触诊者可通过髌尖的定位来快捷地触寻到关节间隙。它以股骨外侧髁和胫骨平台的外侧为边界。

2)胫骨平台外侧触诊技术

触诊者可利用手指近端的直角触诊技术来准确触碰胫骨边缘。另一只手控制小腿。触诊的手指指腹要放在髌尖外侧的水平凹陷处,指尖可向外侧触寻胫骨边缘(有明显的硬感),如图 6.37 所示。

你可以运用这种技术顺着胫骨平台向后方触探一段很远的距离。可以明显感觉到,胫骨的边缘是一条笔直略微倾斜的、向后下降的线条。

提示:在触诊的过程中,胫骨边缘的后方被一些软组织结构掩盖。为了达到可靠的触诊效果,我们可以通过受检者小腿的运动来确认这个结构。小腿的运动可以通过膝关节的被动伸展和大角度旋转达成。

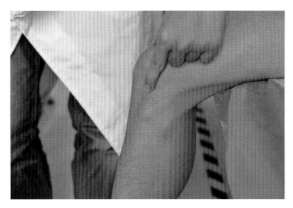

图 6.37 胫骨边缘触诊

3)股骨外侧髁和胫骨外侧髌韧带触诊技术

触诊者的手首先从远端移回再次放在髌尖外侧的凹陷处,指尖按压入凹陷处,尝试摸索到近侧的骨结构(见图 6.38、图 6.39)。

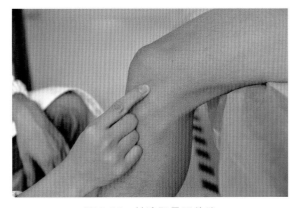

图 6.38 触诊股骨髁前端

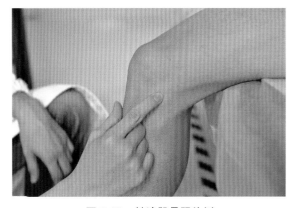

图 6.39 触诊股骨髁外侧

当按压到软骨上方外侧髁的关节表面覆盖的软骨时,会遇到明显的阻力。从这里开始,我们一点点地向近侧滑到另一端,即外侧髁的软骨与骨的边界。

与胫骨内侧髌韧带的位置相似,胫骨外侧髌韧带经过髌尖内侧的凹陷处垂直向下,几乎与髌韧带平行地延伸到胫骨。触诊时应用力往深处按压,指尖向内和向外做横向运动,这个触寻是经常失败的。

股骨外侧髁(后部)是手指由远端绕至后方触碰到的第 1 个硬点(见图 6.40)。触诊必须顺着股骨髁的形状摸索。预期的线条是一条凸状的半径比内侧髁小的曲线。

总体而言,膝关节外侧的骨界限要比内侧更容易触及。如果外侧的触诊仍然感到困难,那么你可以利用手指垂直地触碰体表,这样骨的边缘会显得更加清楚。同时,关节间隙的后部可以轻易地在外侧隔着软

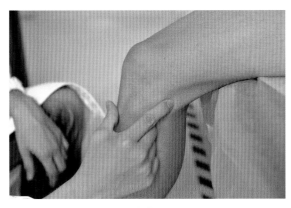

图 6.40 触诊股骨髁后端

组织触及。在这一操作中,没有必要让受检者一直抬腿使肌肉悬空。

4)髂胫束

髂胫束作为一个平坦、宽阔而坚韧的结构穿过膝关节,并且插入关节间隙的远端到达一个凹凸不平处(Gerdy 结节)。

髂胫束不如内侧副韧带的体表部分(这是一段穿过膝关节内侧的可做比较的结构)宽阔、坚固,这是一个突出的特点。并且内侧副韧带前缘比髂胫束的前缘尖锐。

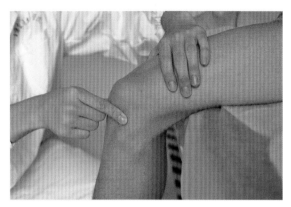

图 6.41　髂胫束触诊——前缘

5)关节间隙的触诊

触诊者用指腹准确的按压在髌尖的外侧凹陷处。指尖要沿着关节间隙的走行方向进行触诊。

在触诊股骨和胫骨外侧髁时,触诊者可以从关节间隙沿体表向下推压一小段距离(见图 6.41),这标志着髂胫束的前界。只要髂胫束穿过关节间隙,关节中的其他附属结构触感也会变得不明显,因此能够确定髂胫束的后界。

6)膝关节近侧触诊技术

触诊者可以利用髂胫束的触诊来触寻膝关节近侧,如果骨胶原结构被强有力的肌肉活动拉伸,可以利用髂胫束来寻找它的完整宽度,激活股外侧肌(伸直膝关节)和阔筋膜张肌(屈和内旋膝关节)。

触诊者可采用垂直触诊法在髌骨水平偏近侧的位置触诊,即是髂胫束的边缘(见图 6.42)。一条纤维束从髂胫束的前面分出进入髌骨外侧近侧缘并且向远端汇入股外侧肌腱。当屈膝状态时,通过等长收缩肌肉的方法使这些纤维(髂髌韧带)紧绷来区分股外侧肌腱纤维。

7)Gerdy 结节

髂胫束在胫骨上的主要附着点可能有以下几个结构:Gerdy 结节、胫骨外侧结节和髂胫束结节。

触诊者可以通过指腹在胫骨前外侧即关节间隙下方反复触寻来对这些结节进行定位和确定其界限。触诊的统计结果显示,这些结节排列形成了一个半圆形状并与胫骨缘直接连接。而胫骨结节与腓骨头形成了一个等边三角形。

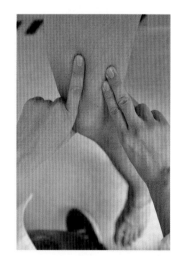

图 6.42　膝关节近端触诊

当协助受检者膝关节屈曲 30°～40°角时,髂胫束此时直接穿过股骨外上髁正上方。随着这个屈度的减小,髂胫束会向着外上髁前侧移位;反之,膝关节屈曲角度增大,它会向着外上髁后侧移位。因此,我们可以了解到膝关节在这个屈曲范围内运动时,髂胫束走行均经过股骨外上髁。

8)股骨外上髁和腘肌的附着点

与股骨内上髁的触诊运用相同的技术。然而股骨外上髁明显没有内上髁突出。外上髁可以用作触寻外侧副韧带的体表标志点。

9）外上髁触诊技术

运用与内上髁触诊相同的手法：触诊者的手指并拢，用指腹尖按压形成一块有微小压力的区域，并做环转运动来进行触诊，触摸到最明显的突起即是股骨外上髁。

10）腘肌腱触诊技术

触诊者可以沿着股骨外上髁向外延伸可以触摸到腘肌的腱性附着处。该附着处位于股骨外上髁尖端远侧约0.5 cm。腘肌肌腱附着点由外侧的侧副韧带与内侧的关节囊包绕，因此很难像其他可辨认的结构一样轻易地触寻到。触诊者可以通过让受检者完成一系列快速的、有节律的下蹲动作来确定该结构的位置，然后通过触诊的手指来感觉体表内部的活动状况。然而，触诊者是很难精确定位这个位置的。

11）腓骨头

膝关节外侧触诊的下一个结构区域是腓骨头及其被包绕的组织结构。它是外侧副韧带和股二头肌的附着点，并且参与了胫腓关节的结构构成。

触诊技术

触诊者起始用指腹尖平坦的平面，沿着胫骨平台后外侧触寻，是很容易触寻到该结构的。随后，触诊者即可描述腓骨头前端、后端和近端的轮廓。这个过程中我们再次运用了直角触诊的技术，如图6.43所示。

此外，我们很清楚地掌握腓骨的解剖结构，腓骨头是一个尖端结构，这个腓骨头尖通常在不同个体上存在很大差异，并且它是外侧副韧带和一部分股二头肌腱的附着点。

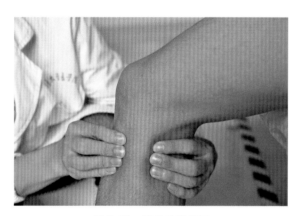

图6.43 腓骨头的界限

提示：触诊者如果在腓骨头的定位和轮廓触寻过程中感觉困难，可以凭借股二头肌腱向远端延伸至腓骨头的特点进行协助触寻。

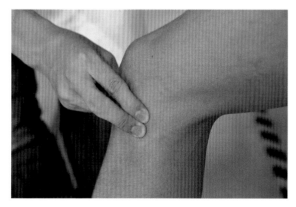

图6.44 股二头肌的紧张

12）股二头肌腱

股二头肌是启动膝关节有效的屈曲和外旋运动的原动力肌肉。

在股二头肌做等长收缩运动过程中，我们可以清晰地观察到它的肌腱（见图6.44）。股二头肌腱有一部分肌纤维插入外侧半月板，还有一部分肌纤维环绕着腓侧副韧带，然而肌腱的大部分成分还是附着到腓骨头。

触诊技术

触诊者可以通过在此区域的前方、后方同时进行直角触诊来确定这块宽阔且突出皮肤的肌腱边界（见图6.45）。肌腱前方与之毗邻的结构是髂胫束，后方

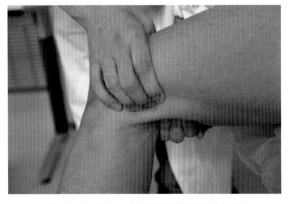

图 6.45 股二头肌在膝关节近端的边界

触诊技术

触诊者用手指的指尖垂直地从远端移至腓骨头，直至感觉不再有骨性增厚并且只能触及软组织，从这个部位稍向后，并运用由近端向远端小幅度的"拉扯"手法可以触摸到神经（见图 6.46）。触诊者如果是对该神经的第 1 次触寻定位，那么他会对腓总神经的粗大感到惊讶。

6.10.3 治疗提示

1）关节间隙

在实际的临床应用中，关节间隙的触诊也是在膝关节外侧部以精确的角度进行滑行触诊技术。

2）外侧半月板

斯氏Ⅱ测试可以诱发外侧半月板前部的肿瘤，相似的触诊手法同样适用（见图 6.33 和图 6.34）。

3）腓侧副韧带的触诊治疗

类似于内侧部韧带的触诊，可利用横穿式的触按来确认腓侧副韧带的结构。腓侧副韧带疼痛损伤的治疗是可能通过手法按摩实现的。

下面介绍 3 种方法来触寻腓侧副韧带：

（1）手指沿着关节间隙的走行来进行触诊。

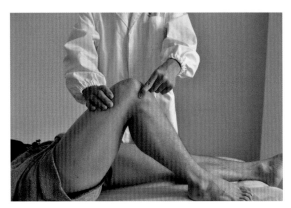

图 6.47 腓侧副韧带的触诊

与之毗邻的结构是腓总神经。触诊者沿着肌腱可以轻易地触寻到它在腓骨头上的附着点。

13）腓总神经

腓总神经是穿过膝关节的主要外周神经之一。正如我们在局部解剖学中所学习的一样，腓总神经从膝关节近端约一指宽的距离起始走行，在腘窝内与胫神经走行相同。随后，腓总神经分叉向远端与股二头肌腱伴行，并从后方穿过腓骨头，再分为深支和浅表支。

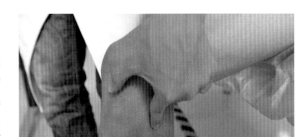

图 6.46 腓总神经触诊

（2）从韧带的骨性固定点（股骨外上髁和腓骨头）起始触诊。

（3）引入"4 个体表标志"的触诊。

根据临床触诊经验，受检者合适的起始姿势是让患者处于仰卧位，膝关节屈曲大约 90°角，通过膝关节轻微的外旋可以使韧带在触诊的过程中表现得更加稳定。当然还存在其他的起始姿势（见图 6.47）。

横向摩擦腓侧副韧带的起始姿势

临床医师站在触诊韧带的对侧面，用一只手固定患者的腿，使其维持姿势，另一只手进行触诊。触诊者用示指来完成按摩的动作,大拇指在内侧支持来固定这个姿势。

临床医师在触寻到这条韧带后,可以运用对周围结构的横穿式按摩来准确地定位损伤点(见图6.48)。在实际临床诊疗中,临床医师可以适度地运用这个技术为患者减轻此区域的疼痛。

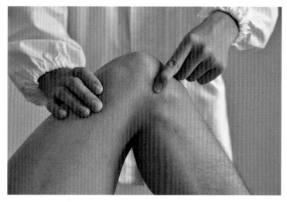

图6.48　横穿式按摩的详细视图

4)髂胫束摩擦综合征

膝关节外侧的疼痛可能有很多病因。患者的症状主要集中在股胫关节和外侧半月板。这些引起疼痛的症状可能与上述两个区域的病理性相关联,并与膝关节病理相独立。辨认出这些症状并为这些疾病命名是解剖学学者的工作。

对于运动员来说,他们在运动过程中存在着极度频繁的屈伸循环运动,促使他们可能出现"跑步者膝"和髂胫束摩擦综合征。这是由于膝关节在屈伸过程中,髂胫束反复地摩擦外上髁所致。很多情况下还可能是其他因素引起的,如关节平衡偏离导致的胫骨内翻(弓形腿)。

体表解剖学的实用性体现在髂胫束炎的发现和证实,更确切地说,是髂胫束与外上髁之间的滑囊(髂胫束滑囊)炎症。这个关节周围组织疾病的发现,以及简单易行的治疗方案的提出,标志着膝关节感染诊断和治疗的一个重大跨越。

5)胫腓关节近端关节炎

膝区前外侧的疼痛会蔓延涉及腓骨头和胫骨后外侧之间的关节,形成关节炎。事实表明,此处关节与股胫关节没有明显的结构上的联系。

胫腓关节在功能运动上属于胫跗复合体的复杂运动,特别是在足做屈伸运动中,腓骨也是随着移动的,移动方向向近端。踝关节周围韧带的损伤即"足关节周边的损伤",通常会把腓骨牵拉到异常的位置,引起腓骨后方松弛,并且可能造成胫腓关节近端的脱位。上述两种疾病迁延一段时间后均可以引起关节囊炎和小腿前外侧部的疼痛。如果对这个区域的结构关系没有很好的了解,是很难区分两种病症的。

但是关节前部的局部触诊,更确切地说,对胫腓关节准确的关节测试可以明确这些病症。

6.11　膝后部局部触诊

6.11.1　触诊过程简介

膝关节的腘窝是膝关节背面局部解剖和触诊过程中最重要的一个结构区域。腘窝是以肌肉为边界围成的一个菱形凹陷。菱形凹陷在解剖学上的作用,是作为界定膝关节及其内容物的局部解剖结构的体表标志。

定位腘窝位置的方法为:协助受检者绷紧该区域的肌肉,从而使它的轮廓清晰,便于检查者观察。

1)触诊起始姿势

受检者处于仰卧位,触诊者协助他将测试的腿摆成一种和直腿抬高试验的姿势十分相近的体位,但

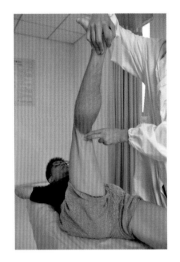

图6.49　触诊膝关节后部的起始位置

摆放动作的顺序略有差别,如图 6.49 所示。

在练习中推荐以下体位摆放顺序:

在膝关节的牵引术(受检者膝关节约成 $50°$ 角屈曲)下做最大程度的髋关节屈曲运动,以及适当的足部牵引术。

这种起始姿势的优点是临床医师在膝关节诊治中可获得较好的视角,医师只需单手对软组织施加压力即可获得较好的触诊入口。

临床医师用单手来固定测试者腿的位置,为了给膝关节胭窝区肌肉和神经提供足够适量的张力,另需加用足部牵引,另一只手有针对性地确定胭窝内各个结构的位置。

2)其他起始姿势

上述介绍的触诊起始姿势会让患者感觉很不舒服,建议仅作为练习应用。实际临床触诊过程应为:在触及已知确切结构并减轻起始姿势的负载后,让患者采用选择性收缩的方式来确认触及的肌肉结构。

6.11.2　局部各结构的触诊

1)胭窝内的神经组织

下述神经及血管组织穿行在胭窝里(见图 6.50):

(1)胫神经。

(2)腓总神经。

(3)胭动脉和胭静脉。

触诊者如果能很好地协助受检者维持起始姿势,并进行适当准确的足部牵引术,那么他就能够很好地进行触诊并描述胭窝内的神经血管束等组织结构。

受检者可以通过最大限度的髋关节屈曲以及膝关节牵引、足部的牵引等措施,使得外围神经达到最大的紧张度。这里所述的外周神经

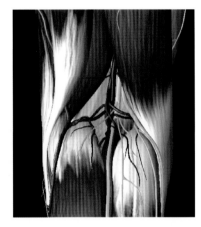

图 6.50　胭窝及其神经血管走行
(图片来源于上海交通大学医学院图片数据库)

例如坐骨神经在胭窝上角处分成的两束,即胫神经和腓总神经。此时,触诊者直接在神经上的按压会有一种很有弹性的感觉,如图 6.51 所示。

我们预期的神经组织甚至可以达到小手指般粗细。如果受检者无法接受到位的足部牵引,为了同样达到使神经紧张的目的,我们可以协助受检者膝关节进行一个伴随着内旋的内收动作,这个动作可促使神经被动紧张。

2)腓总神经触诊技术

腓总神经从胫神经的侧支中分出,伴随股二头肌

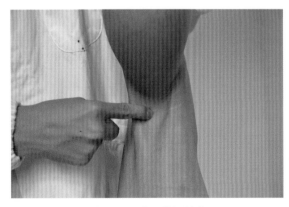

图 6.51　腓总神经触诊

肌腱至腓骨头,它们从腓骨头的远端到前侧位走行相互交错。神经处于肌肉的表面偏离中心约 1 cm。

我们可以根据触诊产生的压力将肌腱和神经清楚地分辨开来,如图6.52所示。

> **提示**:触诊过程中,如果神经组织没有充分的受力紧张,为了提高其紧张度,可以协助受检者足部进行一种反掌内收的动作,但这只是理论上可行,不一定适合我们对神经结构的触寻,因为此时周围的腓肠肌是松弛的,神经组织很难从周围组织中分辨出来。

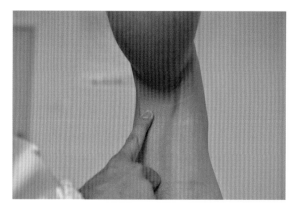

图6.52　腓总神经与肌腱的触诊分辨

3) 股二头肌肌腱

股二头肌肌腱为腘窝的外上界。触诊者可以让受检者绷紧此处肌肉来观察腘窝上界的轮廓。触诊者通过触诊可以发现股二头肌肌腱与其外侧的腓骨小头是紧密连接在一起的,而从股二头肌短头的肌腹处开始向内侧触诊,肌腱清晰的轮廓会逐渐消失。

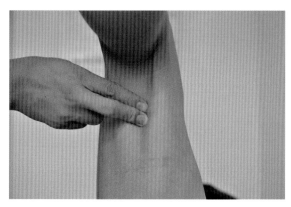

图6.53　半腱肌肌腱的触诊

4) 半腱肌肌腱

腘窝的触诊受到了腘窝狭小境界的限制,对于其中的肌肉结构的触诊分辨有着严格的要求。

触诊技巧

在多数情况下,从膝关节内侧触感半腱肌肌腱是最明显的。如果我们从腘窝中间处起始用手指向内侧进行触寻,指尖可以很容易地钩住半腱肌肌腱,如图6.53所示。

半腱肌肌腱由于表面被一层鹅足状的骨胶原板覆盖而失去原有的轮廓,使得其本身沿着膝关节上方稍微偏向内侧的切迹向下走行。

> **提示**:触诊者如何很难在此区域组织中确认肌腱的位置时,可以协助受检者伸展、抬高和活动髋关节,这样,肌腱的位置会十分清楚而突出,以便触诊者确认其位置。

5) 股薄肌肌腱的触诊技巧

我们可以从半腱肌肌腱的位置起始向内侧分离出一个小的间隙,通过这个间隙向深处可以触摸到股薄肌肌腱。我们可以使受检者通过屈曲髋关节来获得更好的触诊效果,如图6.54所示。

6) 缝匠肌肌腱的触诊技巧

触诊者可以根据肌腱内侧结构的特点,及触诊区域形成的肌间隙,通过手指触诊很容易触碰到呈扁带状的缝匠肌。通过使受检者屈髋关节所产生的抵抗力,我们可以准确地定位股薄肌肌腱的边界。屈髋关

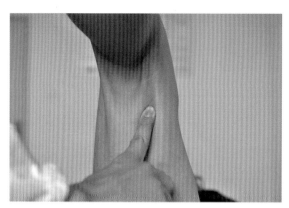

图6.54　半腱肌和股薄肌的区别

节的目的是使股薄肌舒张，从而使缝匠肌处在一个更好的触诊位置。

6.11.3 治疗技巧

胭窝

每一个临床治疗师都应该掌握胭窝区域主要结构的解剖知识。例如，在胭窝的外围神经或者邻近的血管淋巴管等，然后才能在胭窝上施加足够、适当的压力去治疗。

在实际的临床操作中，如指压按摩、局部按摩技术中，有些结构很容易会受到损伤。例如，在活动触诊技术中进行胭窝邻近关节的按压时，胭肌或骨骼比较容易受损。

腓总神经在胭窝区域的走行定位非常重要，因此临床医师在股四头肌肌腱或肌肉肌腱交错处的触按应严格注意其结构位置的准确性。临床医师对体表解剖学的熟练掌握，为其触诊提供了必要的基础。

7

足 部

7.1 序言

7.1.1 足部的生物力学和功能学意义

1) 足部的承重功能

(1) 在地面移动中支撑全身重量:人体直立状态正常踏步时,足部灵活的结构和减震作用使得足部能够进一步承重。此外,人体静止站立时足底形成一个与小腿轴垂直的两倍角杠杆,身体的重量可以向足部前方很大面积区域分散。

(2) 减震:减震的基本的结构包含下肢和脊柱。在足部,减震是通过以下方式实现的:

——足底有多个减震区域;

——足部骨结构并非僵硬的拱形,而是一块富有弹性的骨板;

——跗骨关节内部超强的灵活性。

(3) 行走:人体的迈步行走运动可能是运动器官最为复杂的运动模式,并伴随着躯体上肢的抬升和颈部以上的生物机械运动。足部在下肢运动系统中的功能在于承受重量、灵活地适应不平的表面、提供安全的支持面和推进力。这里有两个特别的模式要区分:

——行走过程中,足部落地的时候通过完全外翻来进行缓冲。此时,跟骨处于外翻状态,足前段处于伸展、外展和内旋的状态。伴随着距骨的内旋,胫骨和腓骨随后也会内旋。这个连锁反应开始于跟骨。

——射门动作(完全旋后)的连锁反应准备起始于足部近端。另一条腿的摆动是通过支撑腿的髋关节的小幅内旋,摆动的幅度随着肌肉张力和腓骨外旋的关节囊变化。腓骨的旋转最终会引起胫骨和距骨的外旋,之后随着足外翻和内旋,跟骨也随着运动。随后肌肉的紧绷使得足前段绷直并做好了承受压力的准备,与此同时,跟骨离开了地面。

2) 足部感受器

在足部关节、韧带和足底存在着许多力学感受器,它们传递的信息有助于协调人体在站立和行走中的平稳,同时也是为了平衡双腿所承担的重量。一些部位的损伤,比如在距骨与跟骨之间、跗骨窦内的深部固有韧带由于内翻引起的损伤会造成慢性的疼痛,尤其是在足跟接触地面的时候会感觉到明显站不稳(Karlsson,1997)。

7.1.2　骨骼构造的特点

手和足部的骨骼在发育过程中有许多相似之处。这样我们可以横向性地对相应结构进行比较性的描述。例如,肢根部、肢中部和肢端。与手骨的构造相比,足部骨在骨骼数量上大幅增加,而骨之间与周围软组织的灵活性丧失。

尽管我们可以明显地辨认出手部的骨骼结构是拱形,但足部在纵向和横向均被公认为是更标准的拱形结构,其内侧拱形屈度比外侧更高。

跟骨起源于一块水平的扁骨,在进化过程中逐渐直立起来,并且与距骨形成了近似直角的位置关系。这就产生了纵向的拱形结构,这个拱形结构并不僵硬而是十分灵活的,纵向地传导承接全身的重量。这个纵向的拱形结构中有足底腱膜、足底长韧带通过,并通过肌腱的紧张强化了足底的短肌。

在跖骨区域,跖骨在进化过程中由起初的分束合并生长在一起。对于灵长目动物的足部而言,这种进化特点造成了握持功能的缺失,却增强了支撑和行走的能力。

足骨分别在两个方向与腿轴形成的直角弯曲被称为二倍角杠杆结构。这个结构允许了直立行走并为小腿富有攻击性的肌肉力量提供了巨大的杠杆支撑。

距骨在足部占据了一个显著的位置,其上没有肌肉附着。外来的肌腱均穿过了它的结构,也没有发自它的固有肌腱。距骨将全身的重量分散到足前段和跟骨。它充当了连接小腿骨和足骨前部的一个中间、过渡的部分(Landsmeer,1961),可以类比上肢腕骨的结构作用。距骨除了可以协助足部伸、屈运动外,也参与到了小腿及足部的旋转和翻转运动。

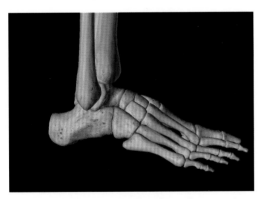

图 7.1　踝关节及其相关骨

7.1.3　足部解剖学结构的术语特点

足骨与下肢骨形成了近乎直角的构造,这是得我们需要采用特定的解剖学术语来精确地对足骨结构的定位和方向进行描述。因此,学者们为了清楚地描述这些位置的名称,提出把足部的特别结构与其他结构进行区分,即从距骨开始采用足部的特定术语来替代普通的解剖学术语。图 7.1 显示了以横贯距骨的一条直线来作为不同解剖学术语的边界。

7.1.4　生物功能特点

足部突出的生物功能特点之一就是形成了一个运动复合体,包括踝部(距小腿关节,OSG),踝下部(距下关节,USG)和横向的跗关节(跗横关节,TTG)。在功能上,触诊者必须把这些关节复合体看做一个完整的运动单位,尤其是在人体迈步前行的循环运动中,这些关节部分总是共同起作用的。

跗横关节与踝关节和距下关节一起参与生物功能构成,其对足部的灵活性和柔韧性起到了进一步加强的作用。当出现关节运动链内部的功能紊乱时,一定要通过各个关节单独的关节间隙测试来进行评估。

距骨和跟骨的运动表现被认为是向着相反的方向,然而跗横关节的运动总是跟随着跟骨的运动。在足部落地的过程中,跟骨向外侧倾斜达到外翻的状态,它的远端还在向外侧摆动使足部外展。与此同时,距骨头向内侧旋转,被称为内旋(或内收)。人体在进行射门动作时,跟骨内翻使两者均处于相反的状态,按压跟骨远端使之处于僵直的状态,为脚跟抬升承受压力做好了准备。距骨的旋转和跟骨远端的外旋能力通常是不为人知或者被低估的,而事实上它们对于平滑流畅的运动是至关重要的。尤其是距骨的内旋,它常常是踝关节屈、伸状态下伴随出现的关键性运动(Van Langelaan,1983,Huson 1987,Huson 2000,Lundberg 1989)。

运动复合体的各独立部分相互影响,当运动的灵活性出现障碍时,我们往往将其当做一个整体来分析、处理。灵活性的过高和过低都是病态的表现,当足部运动复合体的灵活性出现障碍时,我们必须分别检查每一个关节部分。临床医师在定位各个关节连结的时候,对于关节间隙位置的精确认识是必备的基础。

7.1.5 足部关节、韧带的损伤

任何足部感知能力、灵活性和肌肉控制能力的紊乱都将影响下肢甚至更高位的运动,如骨盆和脊柱。所以,临床医师应该关注患者对于足部不适的描述。

躯体迈步行走过程中,足跟触地时,距下关节的调节对于足跟落地引起的下肢远端至近端的链式运动反应是至关重要的。跟骨的位置和运动也决定了下一步的运动。因此,距下关节被认为是行走过程中起关键作用的关节。

关节炎:通常起源于创伤或风湿。踝关节创伤性的关节炎通常是由频繁的"扭伤"造成的。距腓前韧带从前外侧加强了踝关节,此韧带可能是运动系统中受伤最频繁的结构了。这些韧带损伤的治疗方法包括以下。

(1) 控制创伤后的炎症症状。

(2) 并发症的检查和治疗。

(3) 韧带复位到生理位置来避免异位引起的小腿向后脱位与距骨分离。

7.1.6 局部形态学必备知识

触诊者在对足部触诊过程中,应该深入了解此区域的局部解剖学。触诊者应掌握足骨的整体结构,它的分区、关节线、各块跗骨的名称和它们的活动联系如图 7.2 所示。

我们已经熟悉了足骨在趾区、跖区和跗区的横向结构。Lisphranc 关节线及其坚固的关节组织与跖骨和跗骨相连接。Chopart 关节线的关节(距舟之间和跟骨内侧、骰骨外侧之间)是跗横关节的一部分。

为了强调运动功能复合体内部联系在足部运动时的重要性,我们将对参与构成这个运动功能复合体的关节,如胫跗关节进行简述(Padovani,1975)。这个运动复合体包含了距小腿关节(OSG),含有两个关节腔的距下关节(距跟关节,USG)和跗横关节。从运动功能意义上说,远端的联合韧带和近端的胫腓关节都属于这一复合体。

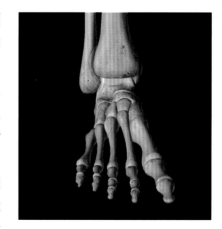

图 7.2　踝关节正面观

(1) 肌肉:包括足部长肌腱和肌腱鞘,尤其是胫跗关节上的通道和其附着结构。图 7.3 展示了肌腱在踝管内侧部和足底部的走向。这个空间区域为血管神经束(两条血管和胫神经)提供了穿行通道。它

们由屈肌支持带包绕进入踝管。腓骨肌群有着特殊走行,伴随着外踝后方走行各异的肌腱插入足部。图 7.4 向我们展示了腓骨滑车和腓骨长肌的结构及走行。图 7.5 向我们展示了踝关节顶部足背侧的足屈肌和趾屈肌的穿行。肌腱的位置走行可以解释其发挥的作用。例如,胫骨前肌和拇长伸肌可以协助足部内收及旋后,与此同时,趾长伸肌及其分支(第 3 腓骨肌)协助足部的外翻使足外展和旋前。所有外来肌的肌腱(除了跟腱),它们都被包绕在支持带中免受足骨摩擦并且同时避免了足部免受长达十几厘米肌腱鞘的摩擦。

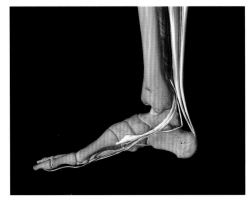

图 7.3 足部肌腱(胫侧)

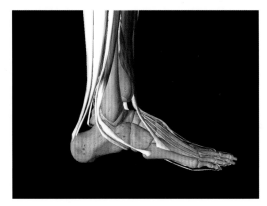

图 7.4 足部肌腱(腓侧)

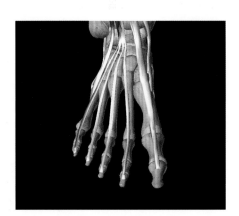

图 7.5 足部肌腱(背侧)

(2) 韧带:足部韧带从踝部发出,位于足外侧和内侧,赋予了足部运动功能,因而在临床上有重要意义。距腓韧带调控着距骨顶至小腿骨的距离,而跟腓韧带在距下关节的上方。三角韧带是一条坚固致韧的骨胶原板,起自内踝向距骨、跟骨和舟骨延伸。在局部解剖学中,学者可以清楚准确地展示上述独立的韧带结构。相比于足部外侧韧带,足部内侧韧带复合体显得更加清晰、结实和稳定。相对于外踝,内侧的韧带并不会延伸很远至足底,并且其在足部行走过程中,有阻抑足部内旋的作用。跟舟韧带填充于足底至距骨、跟骨至舟骨之间的关节间隙,并且与周围韧带和固有短肌一同辅助保护内侧纵弓。

(3) 神经:胫神经经过踝管内侧,分为内侧支和外侧支足底神经并支配足底固有肌肉,这已经从一种踝管压迫症状中得到证实。腓神经的深支和浅支在足部走行于足背。腓神经深支支配了足背固有肌肉,然而浅支却纯粹只具有感觉功能。它们起自踝关节近侧约 10 cm 处出小腿筋膜,分成多条分支并延伸至足背。足背中间皮肤神经的特殊走行会在以后的章节中继续讨论。

7.2 足部内侧触诊

7.2.1 各结构触诊概述

（1）内踝。

（2）距骨头和距骨颈。

（3）距骨后突（内侧结节）。

（4）胫骨后肌腱。

（5）舟骨粗隆。

（6）内侧副韧带的结构和位置。

（7）趾长屈肌。

（8）拇长屈肌。

（9）胫后动脉和胫神经。

（10）胫骨前肌肌腱。

（11）关节间隙的内侧缘。

1）内踝

触诊以内踝为起始。用垂直触诊技术来触寻距骨的边缘结构。

触诊技巧

触诊者可以用示指触及足后部（跟腱朝向）及内踝，也可用示指远端关节来触诊内踝前边界和踝关节的形状（见图 7.6）。内踝边界内侧有一个明显的矩形触诊区域。在这片区域中只有一块肌腱在边缘部分交叉，并且会对这个区域的触诊产生一定的干扰。踝关节前缘的间隙是不容易触及的，因为胫前的肌腱几乎不存在间隙。然而毗邻内踝的后方，或者远离距骨近端的间隙则是很明显能触感到的。

2）距骨后隆突（内侧结节）

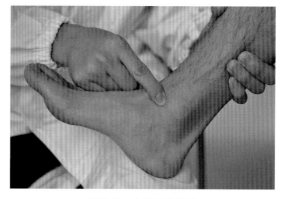

图 7.6 内踝触诊手法

临床医师可在体表触及距骨内踝尖端的前、后部，我们触探一下内踝前部的尖端，会发现它位于距骨颈的位置。在这个三角区域最前部的是胫距韧带，该结构在内踝后方是无法清楚地触感到的，这些结构的正下方即为距骨后隆突。此结构也是触寻内侧结节的体表参考触诊点。内侧结节在距骨的后方，一直延伸至内踝的近端。

触诊技巧

触诊者的手指向近足底和内踝尖的部位施加以适度的压力，并缓慢向后移动。触诊手指既要接触内踝也要接触结节近端，这样才能触寻到该骨性标志。触诊者应协助患者将足部伸起形成一个角度，随后触诊者采用环形触诊的手法去触寻这个结节（见图 7.7）。触诊手指可从如图所示的位置插入后部胫距带的三角区域触寻。

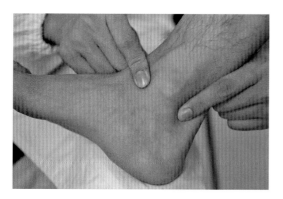

图 7.7 内踝的环形触诊

提示：为了清楚地触寻这个部位,我们在触诊过程中协助受检者进行一定的足部活动。触诊者可以用手交替协助踝关节做背伸、跖屈运动。足部在做背伸运动时会出现这样一种现象,即足底相对于触诊手指而言越来越远离距骨。这是由于距骨在关节运动过程中的滑动和相关联结构产生的空间位置变化。

3）胫骨后肌腱

胫骨后肌是跟腱内侧份最突出的肌肉,也是位于足部或小腿骨骼屈肌支持带的固定肌肉之一。其肌纤维走行特点是在小腿屈曲/伸展轴的正下方从胫骨后肌的肌间沟到内踝(Lanz Wachsmuth, 2004)。学者们采用胫骨后肌腱作为足内侧主要体表标志参考点,也是舟状骨内侧骨性标志的重要触诊线索。

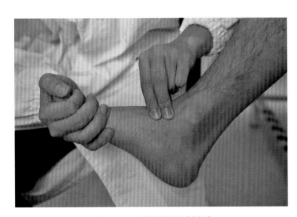

图7.8 胫骨后肌腱触诊

触诊技巧

理论上,触诊者在足部支持肌腱处于平坦状态时进行横向触诊,即使肌腱在放松状态下,也很难触碰到内踝结构。这种情况下的触诊是很难达到目的的,如图7.8所示。

临床医师可以通过小腿肌肉等距收缩或节律性的活动来协助足部形成内收和外旋的跖屈动作,使医师能够更清楚地触摸到内踝结构。

4）舟状骨结节

如果我们采取环状触诊法顺着胫后肌腱触寻,可以触摸到舟状骨结节这个明显的骨性标志。受检者肌肉和肌腱保持适当的张力可提高该位置触诊的准确性。触诊者用环形触诊技术,可以触感到清晰的结节结构、肌肉与肌腱应对压力的阻力及肌腱的反应弹性。触诊者协助足部向内侧倾斜,可将该结构在距骨头近端区分出来。横向的距骨头和舟状骨的近端边界比较清楚,此区域属于距舟关节的空间。舟状骨结节不仅是其在足内侧缘的延伸结构,也可以用环形触诊法在足底触感到。

7.2.2 内侧副韧带的韧带结构和位置

学者通过对内踝的所有骨性参考点进行定位,运用这些参考点来构建一个三角形的区域。足内侧三角区域和支持带内的韧带是足内侧的主要韧带。

三角肌韧带在解剖学上分成几个部分,命名通常基于韧带的在骨上的固定点,如表7.1所示。

表7.1 三角肌韧带命名

韧带名称	骨附着点位置前部	骨附着点位置后部
前胫距韧带	前内踝尖	距骨颈
胫舟韧带	前内踝尖	舟骨粗隆
分裂韧带	足底的内踝尖	内踝
胫距韧带	内踝尖后方	距骨后方

触诊技巧

1）三角肌韧带

该韧带的三角区域(三角肌韧带)并非通过触诊来定位的。韧带纤维互相穿过彼此的结构区域,并且有许多连接至韧带的软组织,包括屈肌和肌腱。软组织会延伸至其各自在骨上的固定连接点。

这种韧带的空间连接方式,在不同空间位置关节承受不同压力联系时,表现出了很好的承载压力的优点。这可以解释一些运动现象,如随着足部背屈运动的程度加大,后胫距韧带的张力也增加(见图7.9)。距骨后侧和足底远离踝关节的近端内侧韧带收紧,并使脚踝上的相关结构相互协调,完成上述运动。

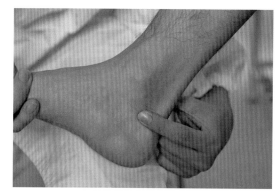

图7.9　三角韧带后触诊

特定运动与韧带的联系

以下是做一些特定动作需要收紧的韧带结构:

(1)足底的屈曲外展和内旋——胫距韧带。

(2)足底的外展和内旋——胫舟韧带。

(3)足底的外翻、胫骨跟骨外翻(跟骨横向倾斜)——跟舟韧带。

(4)关节背屈——后胫距韧带(外展和内旋)。

2)跟舟韧带

该韧带从支持带和舟骨粗隆之间的距骨头下方穿过。触诊者触及该韧带时,可以感觉到它是一个环形结构并且和胫骨后肌腱一起覆盖在胫骨结节上。

韧带相邻的骨性固定点需要通过受检者足部前掌和后跟的运动来区分。触诊者用指尖在距骨头和舟骨粗隆之间触寻,可以触及到跟舟韧带,此韧带直接连于足底。当脚跟向内侧倾斜时,触诊者逐渐无法触及距骨头,而此时相邻骨性标志的近端和远端区分相当明显。随着触诊者横向施加压力,指尖可以直接抵触到全部韧带区域。将脚跟顺着压力方向旋转,距骨头的内侧呈现为肾形,横跨韧带末端。

3)趾长屈肌

趾长屈肌是位于足跟后方胫骨屈肌支持带的第2层肌腱,其下端走行深入屈肌腱鞘进入跗骨管。它可以由近端距骨和跟骨定位。

触诊者可以由胫后肌腱为起始点触寻,由胫后肌腱位于踝上2~3横指宽的肌腱远端触寻,接下来可以触摸到趾长屈肌腱的膨大部分,如图7.10所示。

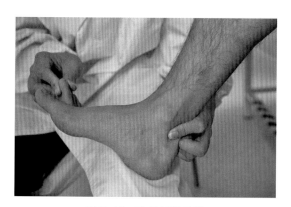

图7.10　趾长屈肌触诊

提示:由于该区域常富含脂肪组织,因此触诊者很难通过横向触诊的手法来定位肌腱的位置。临床医师为了能够准确地定位肌腱,需要协助受检者有节奏地做屈伸脚趾运动。医师通过感受肌腱张力增加和减少的规律性变化,来准确、清晰地触摸肌腱。如果受检者无法自主活动脚趾,那么临床医师可以通过被动地运动受检者的脚趾来达到更好地定位该肌腱的目的。

4)足部踇长屈肌

临床医师用同样的触诊技术可以触感到与之相邻的踇长屈肌腱鞘。它位于胫骨后肌腱的正

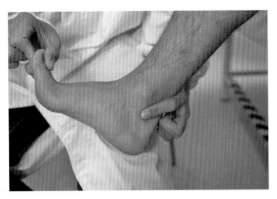

图 7.11　足部踇长屈肌触诊

上方,胫骨屈肌支持带的第 3 层,距骨后方两个结节之间。

临床医师以跟腱为轴心环绕触诊,可以触摸到趾长屈肌的肌腱(见图 7.11)。趾长屈肌腱是一个既有弹性又有韧性的肌腱,该结构可以在足后跟深处清晰地触感到。受检者趾长屈肌肌腱的定位是要通过大脚趾节律性的活动来确定的。被动的活动大脚趾也可以维持、提供定位肌腱所需触感的合适张力。

5)胫后动脉和胫神经

在足部内踝后方,坚固的表面屈肌支持带之间,除了上述的 3 种肌腱和腱鞘,还存在另外 3 种结构(Wachsmuth,2004 年),如图 7.12 所示。

(1)胫静脉。

(2)胫动脉。

(3)胫神经。

在这个区域内,准确地触辨血管和神经结构是比较困难的。

6)胫后动脉的触诊技术

首先触诊找到距骨后部。它位于人体的内侧面,是大约一指宽的平坦区域,而且触诊时施加一点点压力即可轻易触感到。Lanz,Wachsmuth 描述距骨后部的位置如下:"内踝沟内胫后动脉与跟腱之间近中点位置"(von Lanz,Wachsmuth,2004)。触诊者从这个位置向内侧触诊,很快地就可以触摸到胫后动脉的搏动;同时,也可以触摸到距骨后部的近端。

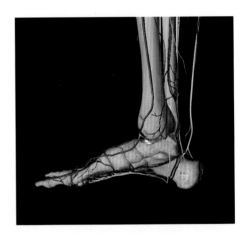

图 7.12　胫侧血管束

7)胫骨神经的触诊技术

胫骨神经位于胫后动脉附近,其中有两个分支通过跗骨骨间隙在足底走行。神经触诊的前端位置,在整体足底结构中,像是一束可以触勾的吉他弦。触诊者如果在确切的区域触诊,那么可以清楚地触感到组织深处的神经。

这个区域内伴随动脉和神经走行的静脉是无法触碰到的。

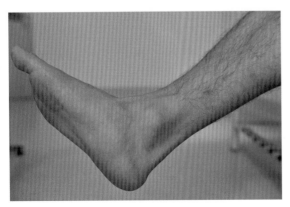

图 7.13　胫骨前肌功能

8)胫前肌腱的触诊技术

胫前肌腱的触诊区域远离内踝。胫骨前肌腱是胫骨前肌的牵引结构,并在内侧共同附着于足部。

胫骨前肌和肌腱的活动可以使小腿外展、内收、外旋(见图 7.13),但为了标记胫前肌腱的内侧缘,需要先触寻到足内侧缘的远端。然而在此处,肌腱会变宽、变薄,从而妨碍准确的触诊。这里是联合内侧楔之间的空间和第 1 跖骨的基部(MTI)。

9)足内侧间隙的触诊

触寻关节间隙(图 7.14)的方法如下:

(1)距骨——舟骨、距舟关节、部分 Chopart schen

关节线。

（2）舟骨——内侧楔骨。

（3）内侧楔骨——基底 MTI,跖跗关节的一部分关节线。

（4）近节跖骨Ⅰ,跖趾关节。

10）距舟关节关节腔的触诊技巧

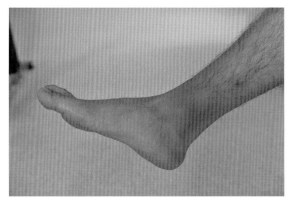

图 7.14　足关节间隙触诊

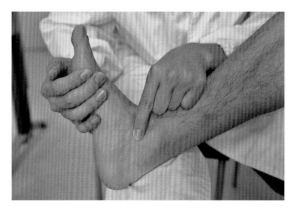

图 7.15　足舟骨粗隆触寻

一般情况下,足内侧的胫骨前肌和胫骨后肌肌腱都会突出体表,触诊者可通过协助受检者足部做内收、外旋等动作观察其肌腱改变(见图 7.15)。因此,足内侧常可以看到一个凹陷,这种结构让我们联想到与其位置和形状均相似的上肢桡窝。

这个凹陷处就是距舟关节。足内侧的关节间隙边缘近似正方形,至足底有 30°角的倾斜。这个关节间隙就是 Chopart schen 关节线或横跗关节的内侧。

提示：另一种寻找联合间隙的安全触诊方法是通过胫骨后肌插入足舟骨粗隆处来触寻。联合间隙位置靠近胫骨粗隆。为了触寻这个位置,触诊者可协助受检者做较大幅度的足部内收动作。足舟骨在做内收运动时会紧紧地抵触到触诊者的手指,这是与关节间隙平行的位置。

我们要明确的是,足舟骨不仅处在足部内侧,它和距骨一样是有宽度的。

通过足背部无法准确地触诊其他跗骨,也不能准确地区分跗骨中的各骨块。但在足底面可以很好地进行触辨。触诊手指从后向前触寻,远离质硬有抵触感的跗骨就触到前面有弹性的均匀柔软部分。

11）舟状骨关节间隙-内侧楔骨

足舟骨粗隆远端触诊时手指会略有抬升,让我们联想到 ACG 前面"V"的形状。这个缺口,即是舟状骨关节间隙和内侧楔骨连接构成。

12）内侧楔骨关节间隙-跖骨底部

通过触诊定位关节间隙是非常困难的(见图 7.16),因为关节间隙比较狭窄,很少产生运动。这里有一条具有典型特征的 Lisfranc schen 关节线,可以帮助更加精确的定位。

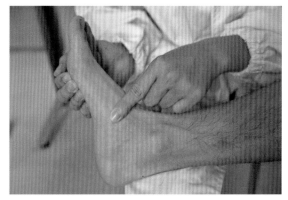

图 7.16　内侧楔骨关节间隙的触诊

提示：内侧楔骨在足内的长度与足舟骨一样。

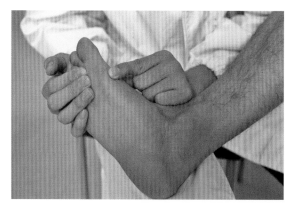

图 7.17　第 1 跖趾关节

13）跖趾骨关节及关节间隙

临床医师首先触寻远端较明显的第 1 跖骨头。第 1 跖骨头在体表外观又大又凸。第 1 跖趾关节的关节间隙位于跖骨头远端（见图 7.17）。这个间隙在体表很清晰，即使没有丰富触诊经验的临床医师也可以容易地触碰到。

14）通过运动确认关节间隙

临床医师定位关节间隙的有效技术是协助受检者足部运动来触寻。除了在距舟关节外，只可能通过小幅度的动作来确认关节间隙的位置。

本书对这种技术提出 3 点意见：

（1）在足够范围内触寻，但由于骨的近端被固定，它们不能单独移动（从手的近端）。

（2）感受到运动的关节间隙（从手的近端）。

（3）引导小强度的动作（从手的近端）。

触诊历来是用示指和中指的近端，其余的手指和小鱼际用来对骨近端关节线面积进行测量，因此触诊的手可进行微小的活动，但不能延续到近端。而触诊手远端的移动，可使触诊手指的远端骨对触诊部位边缘进行准确的判断。一般触诊手活动的方向是内收或外展。

15）确认关节间隙的方向

如果我们把内踝尖端和跖趾关节关节间隙的距离作为评估长度的基数，则内侧楔骨和第 1 跖骨的跖趾骨关节间隙的距离则为上述距离的一半，如图 7.18 所示。

近侧 1/2 的距离又可以 3 等分：

（1）第一个 1/3：从内踝到距舟关节的关节间隙。

（2）第二个 1/3：距舟关节间隙到楔骨。

（3）第三个 1/3：足舟骨与第 1 楔骨的关节间隙到楔骨与第 1 跖骨的关节间隙。

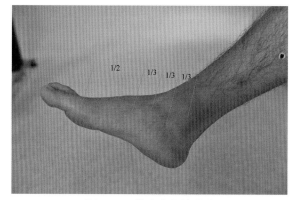

图 7.18　快速定位的方法

因此，临床医师可以通过标记这两种骨性标志（内踝尖端和大脚趾关节间隙）进行快速准确的触诊定位。

7.2.3　治疗注意事项

胫骨后肌交叉走行，运动中相互摩擦容易引起腱鞘炎。由于对腱鞘的刺激或者胫骨后肌的插入引起肌腱末端疾病，是一种较常见的足内侧软组织病变，并经常与扁平足联系在一起（Wilder 和 Sethi，2004）。除了跟腱，胫骨后肌的腓肌腱束也容易受影响（Wilder 和 Sethi，2004）。大量临床患者研究证实刺激引起的肌腱炎患病率是 52%，腱鞘炎患病率是 66%（Premkumar，等，2002）。

（1）临床医师首先要掌握前文提到的触寻肌腱的技术。

（2）触诊过程中，横向摩擦时肌腱无痛感，触诊者可以在一定压力下进行触寻。受检者的足部应当处于旋前位并保持一定的外展,然后微微调整。临床医师可以在实践操作中,通过运用没有摩擦力的指尖关节进行反复触寻,感受此处结构的触觉偏差。

（3）足背肌腱鞘的触诊涵盖了整个足背。触诊过程中,在给患者带来强烈疼痛的部位,请临床医师运用横向摩擦触诊的技术,如图 7.19 所示。

1）胫骨后肌肌腱插入点的横向摩擦

触诊者首先循着肌腱追溯到其插入点,即触诊指尖以舟骨粗隆为圆心进行最大程度的圆周运动触诊。粗隆不能代表整个肌腱插入区,但它是临床上比较关键的体表标志点。

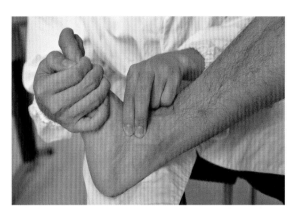

图 7.19 足背肌腱的摩擦触诊

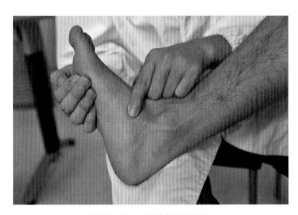

图 7.20 胫骨后肌触诊

为了触寻到肌腱插入点的准确位置,临床医师必须在触诊手指没有按压肌腱的情况下,仍能保持肌腱触感具有一定的摩擦感(见图 7.20)。所以临床医师要帮助受检者放松肌腱,来让足部旋转到内收的位置,这个姿势也会放松拇指外展肌,如此肌腱可以几乎不接触到足底的结节。

触诊时要注意,触诊手指要适当施加压力,从足底移动至远端。触诊手指的近端到示指指尖能够最大范围地与胫骨结节的接触,使得手的大拇指与足的外侧缘产生摩擦力,并控制这个力度的稳定。

2）距舟关节联合触诊技术

横跗关节的关节力学 OSG 和 USG 在脚的运动性和灵活性上起至关重要的作用。通过观察疾病范围内 Chopart 关节线的受干扰情况,来测试各个关节的功能。因此,掌握关节的确切位置和关节间隙的位置是至关重要的。

横跗关节的内侧中份有距舟关节,这是临床医师触诊过程中需要注意的。在此处触诊的目的是触寻相关关节和跗骨,因为它们准确地平行于关节间隙移动。

舟骨可以和距骨底(内侧旋)或者距骨背侧(横向内侧旋)产生摇摆滑动(见图 7.21)。在和其他关节间隙的对比中可以发现,此间隙向内可联通到足深部骨骼。在局部,它的运动范围是相当大的。

3）胫后动脉

胫后动脉搏动的情况提示了脚和脚趾血流量供应情况,这是评估外周动脉疾病非常重要的指标。

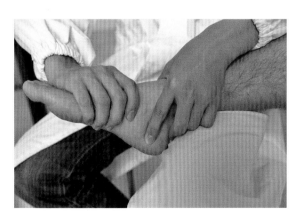

图 7.21 舟骨和距骨的摆动触诊

7.3 足外侧缘的触诊

7.3.1 触诊要点

首先介绍足外侧缘的重要骨性结构,以及几个重要肌腱的腱鞘,然后是重要的关节间隙定位和OSG介导的韧带位置的定位,如图7.22所示。

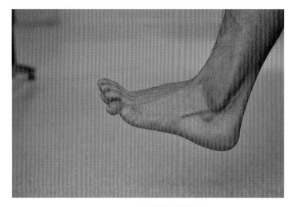

图7.22 起始触诊姿势

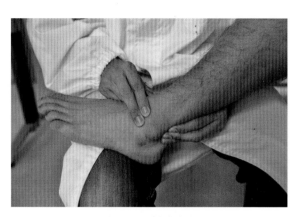

图7.23 触诊外踝

触诊起始姿势

触诊者取坐姿,并用大腿托着受检者的足部和小腿内侧结构。这种姿势可以确保触诊者有一个合适的高度,来方便活动受检者的脚部以观察其横向结构,如图7.23所示。

7.3.2 触诊结构概述

(1)外踝。

(2)腓骨滑车。

(3)第5跖骨底。

(4)腓骨长肌和腓骨短肌。

(5)跟骰关节。

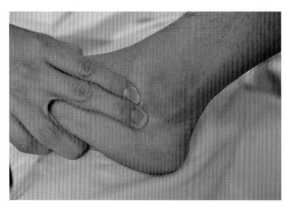

图7.24 触诊外踝的手法

(6)骰骨第4/5跖骨关节间隙。

(7)骰骨尺寸。

(8)外侧韧带的位置。

(9)距腓前韧带。

1)外踝

触诊从外踝侧缘边界开始。

触诊技术

触诊足部外侧缘的手形成一个长方形的指面来触诊外踝的边缘。这个操作很简单,因为外踝在体表是一个突出易见的结构(见图7.24)。

2)腓骨滑车

腓骨滑车作为跟骨腓骨滑车外侧一水滴形状的结构被指认,约在脚底和外踝侧远端 1 cm 处。在这一点上,先前的腓骨肌腱分开平行走行(见图 7.25 和图 7.26)。

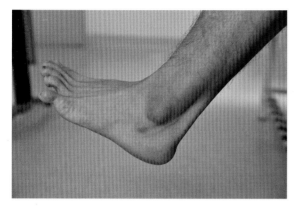

图 7.25　腓骨滑车触寻(足背伸)

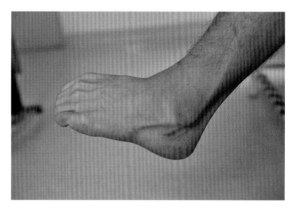

图 7.26　腓骨滑车的触寻(足背屈)

触诊技术

足底和小脚趾向上,可触寻到外踝侧面远端的一个小水滴形区域,这个结构区域存在着明显的个体化差异。为了能准确触诊出腓肌腱,触诊者应协助受检者足部处于完全放松的状态,否则该区域体表突出结构很多,不容易定位滑车。

3)第 5 跖骨底

第 5 跖骨粗隆,是脚外侧缘第 5 跖骨近端的隆起,很容易触摸到。要做到准确的定位,触诊者可以采用以下两种触寻方法:

(1)触诊者用第 2～3 指尖沿着足后跟沿着足外侧缘向脚趾前段移动,触碰到的第 1 个骨性结构就是第 5 跖骨粗隆。

(2)要求受检者保持一定的足部伸展和旋转姿势下进行克服阻力的屈曲走行,这个足部运动受到足外侧腓骨肌和腓骨肌腱的支配,触诊者可沿着肌腱触寻至第 5 跖骨底。

4)腓骨长肌和腓骨短肌的触诊

这两条腓骨肌属于足部屈肌。它们在小腿后部通过一个很深的骨性凹槽跨过踝关节屈/伸轴,延展至外踝后方的足骨。

触诊技术

(1)小腿区域范围的触诊:触诊应从腓骨外侧区域开始。触诊过程中,我们可以发现循着腓骨长肌肌腹到短肌的肌腹有一定的距离。两肌腱在外踝近端重叠。触诊者协助受检者足部做屈曲、伸展和旋转运动,这一有节律的肌肉活动可以帮助触诊者直接触感到这两块肌肉的肌腹。触诊者在小腿体表就

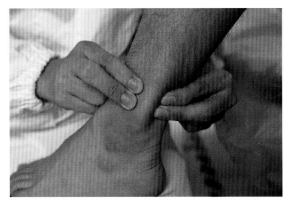

图 7.27　腓骨长短肌的触诊

可以触感到的肌腱是腓骨长肌,腓骨短肌则是"隐藏"在小腿深部的肌肉,很少能被触寻到。触诊过程中,腓骨长短肌的肌腹和远端的腓骨肌腱或跟腱的跟腱垫也会随着肌肉而有节律的运动,如图 7.27 所示。

(2) 外踝区域范围的触诊:腓骨长肌和腓骨短肌的肌腱在外踝后骨槽里相互交叉。肌腱在此区域被固定在腓骨肌支持带上,而它们的宽度、厚度和插入位置在不同躯体上也具有特异性,此处损伤时肌腱会出现严重的拉伸创伤(Ferran,2006)。腓骨肌支持带可以在足部伸展、收缩、旋转等情况下被触及和拉伸,触诊者有时对它的走行进行了错误的触诊判断,会将其误认为是跟腱韧带。临床上出现的支持带病变常由肌腱鞘的疾病引起。腓骨长肌肌腱鞘延伸 2 cm 至外踝近端约腓骨滑车的位置,腓骨短肌肌腱鞘也可与踝关节囊相交通。因此,关节囊破裂可能会引起肌腱鞘的出血。此区域组织结构的错位主要是由于外伤引起(Marti,1977)。出生时的先天畸形也可能有潜在影响。此处的长肌腱只有通过踝骨后方进行试探性触寻。踝关节后方凹陷处的触诊只能通过指尖估算其复杂和深度。

7.4　脚踝触诊的基本过程

脚踝的位置,位于上侧的踝关节和内侧横向的跗趾关节的关节联合处,是足部背侧触诊的一个重点。

足背部具有血管和神经结构的入口,它在阐释足部血管神经结构和足部疾病治疗范围中具有重要的解剖学意义。

触诊起始姿势

触诊者可以选择足中部或边缘作为起始触诊位置,这样可以保持触诊过程中足部的运动不受限制。

7.4.1　触诊结构的概述

(1) 踝关节间隙。

(2) 胫骨下端、腓骨下端和距骨头。

(3) 足背部的脉管系统(包含血管、淋巴管等)。

(4) 足背侧的神经。

1) 踝关节间隙的触诊

从踝关节的中部和侧面边缘可以轻易地触寻到踝关节间隙的入口。这里的触诊可以采用 OSG 手法,这是一种可以触及关节间隙的触诊手法。

触诊技巧

踝关节附近的关节间隙,可在其上部软组织放松时显露出来。我们通过足部牵引术来调整足部,使其达到放松状态,以便触诊者容易触寻到关节间隙。

触诊者通过用示指从内踝的中部或侧面开始触摸,可以触感出胫骨前结构的范围。此时触诊者可以用垂直触诊技术达到预期的触诊结果,这种触诊方法即医生用指骨从远处触扣胫骨头远端的皮肤边缘,踝关节间隙即位于此处(见图7.28)。为了达到从肌腱之间触及踝关节间隙的效果,触诊者可以尝试不同的手指触寻位置,并做更有力量的触诊。

2)胫骨、腓骨下端和距骨头的触诊

触诊技巧

从足外侧触寻:本书已经在前一节介绍了触诊足部侧面的技巧。跟骨边缘紧靠外踝的侧面(见

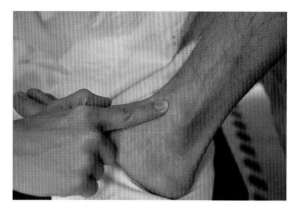

图7.28　踝关节间隙

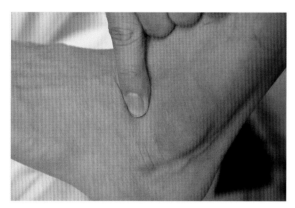

图7.29　跟骨边缘

图7.29)。通过对跟骨和外踝的定位,同样可以在此处触寻到足跗骨的骨窦入口。

从足内侧触寻:距骨内侧分别从以下几处结构触寻:

(1)在内踝后侧的距骨头处。

(2)在内踝和关节支持物之间。

(3)在内踝与舟骨粗隆间。

本书在描述足内侧触诊的相关章节中对如何触寻足内侧的骨性参考点进行了详细的讨论。

3)距骨背侧的触诊

脚踝背侧的延伸触诊从两个重要的触诊点起始:

即触诊者从脚踝的内侧和外侧分别触寻内踝和舟骨粗隆。在这两处,临床医师可以尝试用拇指和示指去钩住它们,如图7.30所示。两者之间距离的宽度,可以用踝关节(胫骨、腓骨下端和距骨头)来测量。

此处的触诊你可以借助一些以前触诊用过的辅助标志:受检者平卧时,触寻足背骨骼上的伸肌腱,它们横穿踝关节上部。背侧的跟骨没有肌腱,所以衡量踝关节的宽度须参照明显可见的肌腱。舟骨与踝关节是等宽的,并且从踝关节向远侧延伸。

4)足背上的脉管触诊(血管、脉管、淋巴管等)

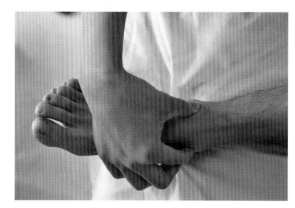

图7.30　内踝和舟骨粗隆

技巧

(1)胫前动脉的触诊:触诊者首先要准确地定位踝关节上方的脉管入口处。这个脉管的入口由Netter(1992)和Lanz,Wachsmuth(2004)发现,入口位置位于足跗长伸肌肌腱的外侧。胫前动脉从入口处穿过,Winkel(2004年)描述了它的位置,建议临床医师运用微弱可调整的触诊力度在此处探寻定位这根血管。

触诊者首先用触诊指尖稍用力压在足背部的拇长伸肌肌腱上,感受它的韧性。

① 触感部位在外侧拇长伸肌腱和趾长伸肌的肌腱之间。

② 拇长伸肌肌腱和胫骨前内侧之间的搏动非常明显,如图7.31所示。

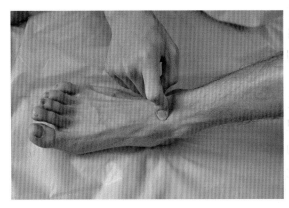

图7.31　足背动脉搏动点

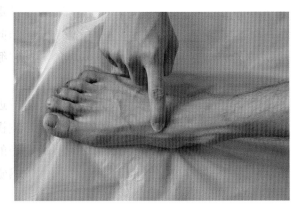

图7.32　足背动脉搏动触诊

(2) 足背动脉的触诊:在足背远端,足背动脉与拇长伸肌肌腱始终是平行走行的。值得我们注意的是跖骨区域内足背动脉的走行。足背动脉先通过拇趾伸肌肌腱,然后在远端第一跖骨和第二跖骨的表面之间通过。触诊者需要在比较局限的区域采用直接触诊来探寻此处动脉的搏动,如图7.32所示。

(3) 足背侧神经结构的触诊:腓神经的两个分支横穿踝关节上部。它们分别经过不同的结构层次向足部走行。腓总神经绕腓骨颈外侧,穿过腓骨长肌,在小腿远端分为腓浅神经和腓深神经。

触诊技巧

腓深神经的触诊:腓深神经伴胫前血管、足背血管下行,肌支分布于小腿前肌群和足背肌,皮支布于第1、2跖骨间隙皮肤。临床医师也可以在足背部远端跖骨旁触感到足背动脉,如图7.33所示。

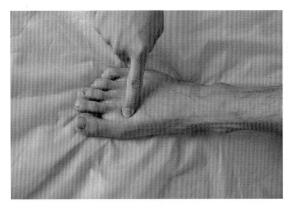

图7.33　足背动脉

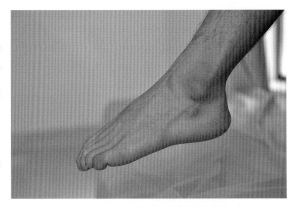

图7.34　足背皮下神经分布

腓浅神经的触诊:在足背,我们可以触感到两根外周神经的分支。首先,受检者处于仰卧位,触诊者让患者放松足部,使得足侧浅层的支持带不会变得过于紧张。这样,触诊者可以容易地触寻到神经的分支。临床医师有时会在受检者足背部的皮肤下发现一条细长的白线,及皮下神经的分支,如图7.34所示。

靠近上部踝关节并且经过小腿表面的两根皮神经分支均属于腓浅神经,它们在踝关节处约有1指宽的距离:①足背内侧皮神经;②足背中间皮神经。

在一些情况下,触诊者可以在受检者小腿的远侧通过触诊对经过此处腓浅神经的两个游离分支进行定位。当受检者的足部内翻时,腓浅神经的两个分支会相互接近,这使得触诊者容易触感到它们。通常触诊者可以沿着足背中间皮神经(腓浅神经分支)走行一直追寻到第4跖骨头。触诊的技巧是运用横向和指尖触诊技术,在触诊过程中,神经的结构就像"绷紧的琴弦",如图7.35所示。

足背的皮肤浅神经的常常分布在前距腓韧带近端。这就意味着,医师在实际的触诊过程中必须重视这些神经的区域分布。由于手术等可能造成神经的牵拉,结果可能会引起足背外侧剧烈的疼痛和感觉异常。

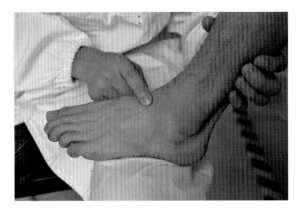

图7.35　腓浅神经触诊

7.4.2　各触诊技巧的适应证

1) 在踝关节上联合触诊的技巧

此区域的触诊治疗依赖于临床医师掌握各种触诊技术背后相对应的局部解剖学知识。通常情况下,踝关节在近侧的足背处是被软组织包裹在内的,临床医师能够在封闭的踝关节内触及到胫骨和腓骨,并区分开它们的结构。

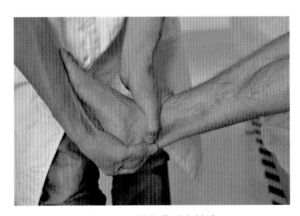

图7.36　踝关节后方触诊

联合触诊的技巧适用于关节运动时包含多个组成成分的触诊,而且该技巧不局限应用于踝关节近侧的触诊。

2) 踝关节后方的触诊技巧

该触诊技术适用于改善踝关节牵引术的效果。在踝关节康复运动中,协助其准确的定位,以保证治疗的成功(见图7.36)。在踝关节上触诊用力的方向是始终垂直于接触面的。

3) 胫骨后面的触诊技巧

该触诊技术测试或改进了踝关节牵引术的效果。在触诊过程中,踝关节处于一个稳定或可精确地上升与下移的状态,而小腿在此基础上被动地移动。

触诊者常见的错误是在实施触诊过程中,固定足部手的位置是远离踝部的(见图7.37)。

4) 低位踝关节上的活动性测试

通过活动性测试来说明局部解剖形态知识的适用性,并显示出低位踝关节的活动性较差。众所周知,低位的踝关节组成是极其复杂的。此外,建立起能承载足部运动的内部功能结构也是十分重要的。

(1) 内翻——跟骨向内侧和近侧的倾斜。

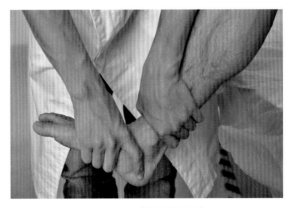

图7.37　错误触诊手法

（2）外翻——跟骨向外侧和远侧的倾斜。

活动性的验证试验是相当困难的,这需要实践的研究者拥有十分灵敏的触觉（见图7.38）。

5）动脉血流试验

脚踝和脚背上的动脉触诊用于直接评估足部的血液供给状况。因此,触寻足背动脉的搏动情况是医生和治疗师的重要临床技能。

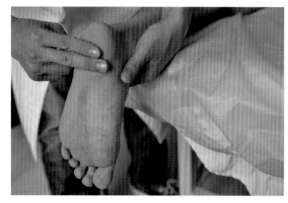

图7.38　活动性测试

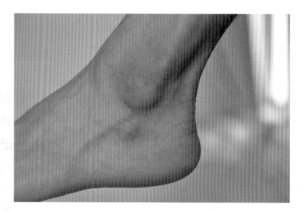

图7.39　足背中间皮神经区域

6）无刺激的神经结构交叉按摩

脚背活动时可能会导致某个神经结构的牵伸错位,临床医师这时可以协助伸展位于前距腓韧带之上的腓浅神经的一个分支（足背中间皮神经）,如图7.39所示。

在运动系统中,前距腓韧带是容易受损伤的部位。因此,损伤时,临床医师必须马上进行手术治疗或局部按摩来进行处理。在进行韧带的局部交叉按摩治疗过程中,临床医生可能会刺激到一些皮神经结构,引起局部的不适感和疼痛感,也许还会出现受检者的感觉异常。

后　记

　　第一次萌生编撰这本《人体触诊检查与体表解剖学》的想法,是在 2012 年夏天,那时我正在德国访学。期间,我发现国外的解剖学教材普遍比我们国内的教材制作更加精致,彩图搭配更为得当,图示更加清晰易懂,化抽象为具象,变枯燥为趣味,在便于记忆的同时,也增加了教材的协调性、实用性和美感。

　　归国之后,我担任了上海交通大学医学院 2010 级和 2011 级临床医学五年制六大班的班导师。在一次交流会上,我向同学们表达了自己的这种想法,很快便得到了同学们的一致认可。于是怀着极大的兴趣和热情,我和同学们一起参与到了专著的编撰中来。

　　专著的编撰过程中遇到了各种各样的难题——浩如烟海的文献资料、争议颇多的人体区域划分、英文、法文、德文甚至拉丁文的统一翻译校对,以及表面解剖学图片的逐一收集……编撰过程中,每一个阶段性成果的取得,无不凝结着编者们的辛勤和汗水;他们克服了一个又一个的难题,在保证行文规范与用词准确精当的基础上,最大限度地保持了人体体表解剖学特有的形式美感。这种认真负责的态度不禁令人肃然起敬!

　　转眼间,我与交大医学院 2010 级、2011 级临床医学五年制六大班的同学们一起走过了三年的时光,这三年里,我们怀着一个上下求索和感恩的心,先后完成了《人体触诊检查与体表解剖学》的编撰、"上海市全日制普通高中学生颈肩腰背痛患病情况及影响因素研究""上海市医护职业倦怠性的影响因素分析"等大型流行病学调研,开展了"服务革命老区,沉淀红色记忆"的山东临沂健康义诊活动。三年来,我们教学相长,不断丰富自己的人生经历,在信念的指引下,用自己的决心、恒心和毅力走出了一条收获满满的医学之路、理想之路、实践之路。

　　在本书即将付梓之际,我谨以一位班导师的身份,向三年来付出了辛勤努力的 2010 级和 2011 级临床医学五年制六大班全体同学表示由衷的感激和敬意,希望将本书作为礼物,来见证我们一起走过的匆匆岁月和永远值得铭记的那段真挚友谊!

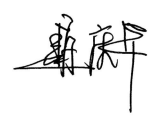

2015 年 8 月 30 日于柏林